Max Ueberle

Krankenversicherungssysteme im Vergleich

Perspektiven für einen Systemwettbewerb zwischen Integrierter
Versorgung und der Gesetzlichen Krankenversicherung in
Deutschland

Meinen Eltern

Inhaltsverzeichnis

1 Vorbemerkungen

Im September 2000 ging der Preis der Bertelsmann-Stiftung für vorbildliche Leistungen im Gesundheitswesen zu gleichen Teilen in die Schweiz und in die Niederlande. In er Schweiz an das *Eidgenössische Departement des Innern* für die Einführung eines neuen Krankenversicherungssystems, welches in vorbildlicher Weise Wettbewerb und Solidarprinzip in Einklang bringe. In den Niederlanden erhielt die *Vereinigung der Hausärzte* den Preis für ihre Anstrengungen in der Versorgungsqualität. Bei der gleichen Gelegenheit wurde das deutsche Gesundheitssystem stark kritisiert. Im Vorwort der Preispublikation[1] heißt es „[d]ie Steuerungsfähigkeit des Gesundheitssektors, also die Möglichkeit der gezielten Einflußnahme in Richtung Systemverbesserung hat sich in der Vergangenheit in Deutschland als gering erwiesen." Die große Zahl der Akteure und die komplexe Versorgungsstruktur verhinderten eine rasche und gemeinwohlorientierte Lösung von Versorgungsproblemen. Der kaum überschaubare Ordnungsrahmen scheine nicht geeignet, die Verantwortung der Politik, Leistungsanbieter und Kostenträger zu koordinieren. Eine effiziente Nutzung der begrenzten Ressourcen im deutschen Gesundheitswesen werde dadurch erschwert oder sogar unmöglich gemacht. Ein kurzer Blick in das Sozialgesetzbuch genügt als Beweis dieser verwickelten und sich teilweise überschneidenden Ordnungsstrukturen.

1.1 Problemstellung dieser Untersuchung

Der Reformbedarf im Gesundheitswesen ist kein spezifisch deutsches Problem, doch ist das deutsche System scheinbar besonders reformresistent. Die Ursachen liegen nicht in mangelnder medizinisch-technischer Leistungsfähigkeit, die als hoch einzuschätzen ist. Auch an grundsätzlicher Reformbereitschaft mangelt es nicht, wie verschiedene Gesundheitsreformen wechselnder Regierungen beweisen. Diese bleiben allerdings weitgehend wirkungslos, weil es nicht gelingt und kaum gelingen kann, mit allen beteiligten Akteuren zu einem Konsens über die anzustrebenden Ziele zu kommen. Grundlegende Reformen können unseres Erachtens nur im Zuge einer Reduzierung der Verbandsmacht im Gesundheitswe-

---

[1] Böcken: Reformen im Gesundheitswesen, 2000.

sen[2] gelingen. Realiter kann es nicht um einen Neuentwurf des Gesundheitssystems gehen. Daher schlagen wir in dieser Untersuchung vor, neben das bestehende Gesundheitssystem ein parallel laufendes zu implementieren, das organisatorisch wohl getrennt ist, aber doch auf vorhandene Ressourcen zurückgreifen kann. Hier könnte dann verstärkt auf Steuerungsinstrumente des Managed Care zurückgegriffen werden. Über Erfolg und Mißerfolg der beiden Versorgungsformen soll in einem Systemwettbewerb entschieden werden. Wir wählen für diese Untersuchung eine Herangehensweise im Sinne der Neuen Politischen Ökonomie. Diese verfügt über einige für unsere Fragestellung wichtige Vorzüge:

1. Die gegenwärtige Diskussion ist von der Annahme zu hoher Lohnnebenkosten geprägt, die finanzielle Einsparungen im Gesundheitswesen erforderlich machen. Es wird argumentiert, daß die nationale Wettbewerbsfähigkeit innerhalb des gemeinsamen Marktes der Europäischen Union sonst gefährdet sei.[3] Die Fragestellung ist also eine ökonomische. Instrumentarium und Ziel bewegen sich damit in der gleichen Modellwelt.

2. Änderungen in den ökonomischen Anreizstrukturen der Leistungserbringer sind verhältnismäßig leicht umsetzbar. Dabei beschränken sie deren Handlungsfreiheit im Vergleich zu anderen Lenkungsmöglichkeiten wenig.

3. Ökonomische Anreize sind auf allen Ebenen anwendbar, auf Leistungserbringer, -empfänger und auf der Versichererseite. Grenzen, jenseits derer ökonomisches Instrumentarium nicht greift oder nicht mehr sinnvoll ist, können berücksichtigt werden.

---

[2] Vgl. Mayntz: Politische Steuerbarkeit und Reformblockaden, Staatswissenschaften und Staatspraxis; 1 (1990) S. 270 ff.

[3] Vgl. Benner: Die soziale Dimension der europäischen Integration, 1998, S. 121 - 124.

4. Diese Herangehensweise ermöglicht zudem eine Analyse des Instrumentariums Wettbewerb, das wir sowohl als Hypothesentest als auch zur Transformationsregulierung eingesetzt sehen möchten.

5. Schließlich erfreut sich diese Argumentation breitgestreuter gesellschaftlicher Akzeptanz – sie ist *Mainstream* und scheint heute keiner Rechtfertigung im Einzelfall ihrer Anwendung mehr zu bedürfen. Dies ist zur Schaffung eines breiten Konsens hilfreich.

1.2 Vorgehen

Zunächst stellen wir das System der Gesundheitsversorgung in Deutschland dar. Reformbedürftig ist nach allgemeiner Auffassung weniger die Qualität der Gesundheitsversorgung als die Höhe der Ausgaben. Zielfunktion ist zunächst also eine Versorgung auf dem bestehenden Niveau zu niedrigeren Kosten. Wir analysieren verschiedene Einflußfaktoren vor allem nicht-technischer Art, die auf die Ausgabenstruktur und -höhe der GKV einwirken. In einem umlagefinanzierten System muß in diesem Zusammenhang auch die Aufkommensseite der Sozialbeiträge betrachtet werden. In Abschnitt 3 stellen wir Systeme geführter Patientenversorgung vor und beginnen mit der Darstellung verbreiteter Steuerungsmechanismen, deren organisatorische Umsetzung wir beispielhaft an Managed-Care-Organisationen in den USA aufzeigen und Erfahrungen mit einem ähnlichen System in der Schweiz gegenüberstellen. Auch in Deutschland bestehen – heute nur noch außerhalb der GKV – solche Strukturen gelenkter Versorgung. Wir untersuchen, welche der hier gewonnen Erfahrungen für eine grundlegende Reform nutzbar gemacht werden können. Gegenwärtig sind im Zuge verschiedener Gesundheitssystemreformen sind Möglichkeiten zur Erprobung von Lenkungsmechnismen in eng begrenztem Strukturrahmen eingeführt worden. Wir stellen die gesetzlichen Rahmenbedingungen dar und zeigen die hier bisher gemachten Erfahrungen anhand exemplarischer Vorhaben auf. Die Steuerungsintensität dieser Lenkungsmechanismen ist jedoch durchweg gering. Im Anschluß beschäftigen wir uns mit den Möglichkeiten zur Implementierung eines möglichst hoch steuernden Lenkungssystems in der Gesetzlichen Krankenversicherung und dessen potentieller Einführung parallel zu dem bestehenden System der Sicherung in der gesetzlichen Krankenversicherung. Wir suchen hierfür in Frage kommende Akteure und zeigen einige handlungslogische Widerstände auf, die der Einführung eines solchen Parallelsystems entgegenstehen. Zur Überwindung der Handlungsohnmacht unter widerstreitenden Interessen schlagen wir die Einführung des neuen Systems – vom Typus der Health Maintenance Organization – auf dem Wege eines Systemwettbewerbs mit der konventionellen Versorgung vor, zeigen Lösungen für einige besonders problematische Teilbereiche einer solchen Implementierung auf und identifizieren politischen und juristischen Handlungsbedarf. Anhand der Programmatik der größten politischen Parteien versuchen wir, die Umsetzungschance unseres Modells zu beurteilen. Danach heben wir es von dem ähnlichen aktuell eingeführten Modell der *Integrierten Versorgung* ab. Anhand einer ökonometrischen Untersuchung des Problemlösungspotentials unseres Modells wird deutlich, daß es die Problematik der Ausgabensteigerung im Gesundheitswesen nur teilweise zu lösen vermag. Zuletzt beschäftigen wir uns mit einigen ethischen Problematiken, wobei wir zu dem Ergebnis kommen, daß die ethischen Auswirkungen unseres Modells im Vergleich zum bestehenden Zustand neutral sind.

2 Der Status quo im deutschen Gesundheitswesen

Wir geben einen kurzgefaßten Überblick über das System der Gesetzlichen Krankenversicherung und der vertragsärztlichen ambulanten Versorgung. Träger der Gesetzlichen Krankenversicherung sind die Krankenkassen, die sich nach Kassenarten und regional gliedern.

Den größten Versichertenanteil vereinigen die Ortskrankenkassen, Ersatzkassen und die Betriebskrankenkassen. Organisatorisch und finanziell sind die Kassen unabhängig und haben ihre Einnahmen und Ausgaben selbst auszugleichen. Auf der Ärzteseite sind die Kassenärztlichen Vereinigungen ein wichtiger Teil der Organisationsstruktur. In ihnen sind die zur ambulanten Versorgung von Versicherten der GKV zugelassenen Ärzte zusammengeschlossen. Die Kassenärztlichen Vereinigungen sind die Vertragspartner der Krankenkassen; sie verpflichten sich vertraglich, eine gleichmäßige, ausreichende und zweckmäßige

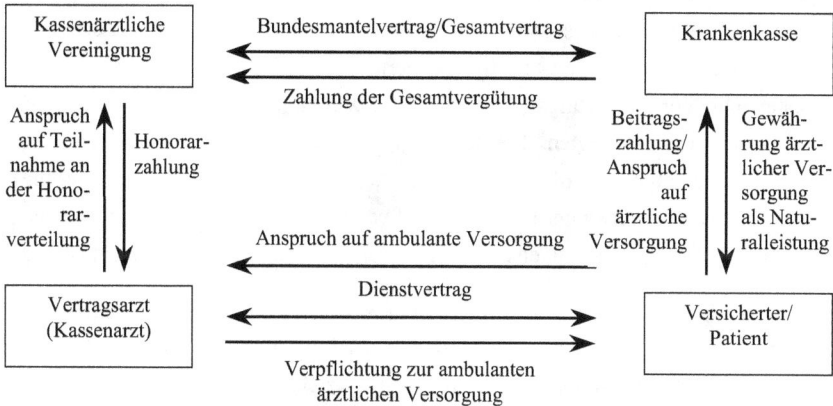

Abbildung 1:
Schema der grundlegenden rechtlichen Beziehungen und Zahlungsabläufe in der ambulanten vertragsärztlichen Versorgung.[4]

Versorgung der Kassenmitglieder sicherzustellen. Dafür zahlen ihnen die Krankenkassen Gesamtvergütungen, die im Binnenverhältnis nach Satzung auf die Kassenärzte verteilt werden. Die GKV finanziert sich im wesentlichen aus ①

15

den Beiträgen für Arbeitnehmer, die hälftig vom Arbeitnehmer und Arbeitgeber zu tragen sind, ② Beiträgen der Rentner und der Rentenversicherung sowie der Studenten und sonstiger Versicherten und ③ Mitteln der Bundesanstalt für Arbeit, die Bezieher ihrer Leistungen weiterversichert.[5] Etwa 90 Prozent der Bevölkerung sind im Rahmen der GKV gegen das Behandlungskostenrisiko bei Krankheit abgesichert.[6] Versicherungspflicht besteht für Arbeitnehmer, deren regelmäßiges Arbeitsentgelt unter 75 Prozent der Beitragsbemessungsgrenze in der Rentenversicherung liegt, das entsprach im Jahr 2001 einem Jahreseinkommen von unter 78.300 Mark, außerdem für während der Zeit ihrer Erwerbstätigkeit versicherungspflichtige gewesene Rentner und einige Gruppen werktätiger oder in Ausbildung stehender, denen eine soziale Schutzbedürftigkeit unterstellt wird. Viele Personen, deren Versicherungspflicht etwa durch Überschreiten der Arbeitseinkommensgrenze erlischt, haben ein Recht auf freiwillige Weiterversicherung. Familienangehörige eines Mitgliedes, die über kein eigenes Einkommen verfügen, sind meist zwar nicht selbst Mitglieder der Kasse, genießen aber deren Versicherungsschutz („Mitversicherte"). In Abbildung 1 geben wir eine Übersicht über die wichtigsten rechtlichen Beziehungen und die Zahlungsströme zwischen den Beteiligten. Freilich trägt die Krankenversicherung nicht alle volkswirtschaftlichen Aufwendungen aufgrund von Krankheiten, sie ist aber mit einem Anteil von etwa der Hälfte der Aufwendungen der weitaus größte Träger, wobei der Begriff Gesundheitsausgaben naturgemäß schwer abzugrenzen ist.[7]

2.1 Strukturprobleme in der GKV - theoretische Verhaltensannahmen

Der Ansatz dieser Arbeit soll ökonomisch heißen, weil wir von rational handelnden nutzenmaximierenden Individuen ausgehen, die sich Handlungsbeschränkungen gegenübersehen. Die recht eng gefaßten Verhaltensannahmen[8] der

---

[4] Nach Höhle: Einführung in das System der ambulanten ärztlichen Versorgung in der Bundesrepublik Deutschland, 1995, T. B.
[5] Lampert: Lehrbuch der Sozialpolitik, 1998, S. 235 f.
[6] Exakt 88,5 Prozent gem. Mikrozensus 1999 (Bundesministerium für Gesundheit: Statistisches Taschenbuch Gesundheit 2000, Tab. 10.2).
[7] Vgl. Anteil der GKV-Ausgaben nach Abgrenzung der Gesundheitsausgaben des StBA: 47 Prozent, des Sozialbudgets: 60 Prozent (s. VdAK Basisdaten S. 14).
[8] McKenzie/Tullock: Homo Oeconomicus, 1984. Die Terminologie folgt Frey/Heggli: Außermarktliche Ökonomie, Gabler Wirtschafts-Lexikon, 1992, S. 305 - 311.

„ökonomischen Rationalität"[9], die wir hier aufführen, ohne sie im Einzelnen diskutieren zu können,[10] sind ① methodologischer Individualismus, das heißt, daß sich alle Gruppenentscheidungen als Aggregation über die individuellen Verhalten erklären lassen,[11] ② eine systematische Reaktion auf Anreize, das heißt, menschliches Verhalten wird nicht als zufällig aufgefaßt, sondern Menschen wählen diejenigen Optionen, aus denen sie sich den höchsten Erwartungswert versprechen,[12] ③ außerdem eine Trennung zwischen Präferenzen und Einschränkungen, das heißt, der Mensch ist „Sklave von Natur aus"[13], Verhaltensänderungen werden vorzugsweise auf Veränderungen exogen vorgegebener Umwelt zurückgeführt. Zudem ④ handeln Menschen in diesem Modell eigennutzorientiert, das heißt, sie nehmen ihren eigenen Vorteil wahr.

Die Interessenlage eines Versicherten in der Gesetzlichen Krankenversicherung ist zwiespältig. Im Krankheitsfall ist die Beitragshöhe relativ unwichtig, das Augenmerk liegt in der Nachfrage nach optimalen Leistungen. Die Risikopräferenz ist individuell verschieden und ändert sich ebenfalls mit den Lebenslagen. Die Entscheidung für einen bestimmten Grad an Absicherung ist eine Entscheidung unter teilweiser Ungewißheit einerseits und Informationsasymmetrien zwischen Versicherungsnehmer und Versicherer andererseits. Daneben gehen noch in ihrer Höhe a priori sicher antizipierbare Leistungen mit ihren Ausgaben in das Kalkül ein. Diese sind im Grunde nicht versicherbar und sind aus unterschiedlichen Gründen wie der Komplementarität, sozialen Umverteilung oder auch historischen Zufällen in den Leistungsumfang aufgenommen worden. Beispiele sind Zahnbehandlungen und Leistungen bei Schwangerschaft. Der seitens des Versicherungsnehmers gewählte Grad an Absicherung ist, sofern überhaupt eine Wahlmöglichkeit besteht, von verschiedenen Faktoren abhängig und verändert sich mit den Lebenslagen. Als Gesunder tritt seine Eigenschaft als Beitragszahler in den Vordergrund, der möglichst wenig zahlen möchte. Als Kranker liegt das Augenmerk auf möglichst umfassenden Leistungen. Die Präfe-

---

[9] Downs: Ökonomische Theorie der Demokratie, 1968, S. 6.
[10] Für eine ausführliche Diskussion s. Wiesenthal: Rational Choice. Zeitschrift für Soziologie; 16 (1987), S. 434 - 448.
[11] McKenzie S. 28.
[12] Ebd. S. 29.

renzen über den persönlichen Absicherungsgrad sind somit nach der individuellen Risikostruktur verschieden. Zudem mag der eine dem gegenwärtigen Konsum einen wesentlich höheren Nutzen zumessen, als der Absicherung bei Krankheit, der andere sich schon bei dem bloßen Gedanken an eine ungenügende Absicherung im Krankheitsfall nachts unruhig auf seinem Lager wälzen. Gemäß diesen Präferenzen sollte sich die individuelle Nachfrage nach Versicherungsleistungen gestalten. Die drei Präferenztypen sind in der Nutzenbetrachtung ① der Risikoneutrale, der gemäß der Prämisse entscheidet, daß der Erwartungswert aus der Versicherungsleistung gleich seinem erwarteten Nutzen aus der Versicherung sei ② der Risikoaverse, bei dem der Nutzen als der Versicherung den Erwartungswert übertrifft und ③ der Risikosympathische, nach dessen Bewertung ihm die Versicherung einen geringeren Nutzen stiftet, als es ihrem Erwartungswert entspricht.[14] In Tabelle 1 stellen

Der Risiko-neutrale	Der Risiko-averse	Der Risiko-sympathische
$\mu(U_v)=U_v$	$\mu(U_v)<U_v$	$\mu(U_v)>U_v$

In allgemeiner Darstellung ist $E(U_v)=f(x)g(y)$, wobei $f(x)$ eine Wahrscheinlichkeits- und $g(y)$ eine Erlösfunktion ist.

$\mu(U_v)$ Erwartungswert aus der Versicherung
U_v Nutzen aus der Versicherung
E Erwartungswert
$f; g$ Funktionen
$x; y$ Variablen

Tabelle 1:
Verschiedene Risikotypen von Versicherten mit ihren Entscheidungsfunktionen.

wir diese Konstellation formal dar. Insbesondere der Grenznutzen aus den Versicherungsleistungen ist je nach Vermögenslage unterschiedlich. Wer über genügend Vermögen verfügt, kann sich bei Abwesenheit von Risikoaversion selbst versichern, das heißt, im Krankheitsfall auf eigenes Vermögen zurückgreifen.[15]

In einem sozialen kollektiven Versicherungssystem bildet sich das Absicherungsniveau freilich unter komplexeren Strukturen heraus. Nicht die Wün-

---

[13] Aristoteles: Politik, 1981, Marg. 1255 b 30.
[14] S. Bernoulli: Specimen theoria novae de mensura sortis, Econometria; 22 (1957), S. 23 - 63, s. Kruschwitz: Investitionsrechnung, Berlin, 1985, S. 251 - 259.
[15] Vgl. zu den Summen Loomann: Versicherungssummen im Todesfall sind in der Regel zu niedrig, FAZ, 26. 2. 2000, S. 26.

sche und Interessen des individuellen Versicherten stehen hier mehr im Mittelpunkt, sondern Interessen, die verschieden effektiv organisiert sind. Im folgenden soll indes das wohlverstandene Interesse des Versicherten oder auch Patienten der Maßstab der Bewertung sein. Anzustreben ist ein Versicherungsdekkungsgrad gemäß der Präferenzstruktur eines verständigen Versicherten. Der gegenwärtige Abdeckungsgrad der GKV spiegelt also nicht etwa einen Mittelwert der Präferenzen der Versicherten wider, sondern eine historische Entwicklung. Wegen einiger Besonderheiten des Gutes der Gesundheitsversorgung entzieht sich die Ermittlung des optimalen Versicherungsgrades allerdings der unmittelbaren Entscheidungssouveränität des einzelnen Versicherten. Im Grenzfall handelt es sich dabei um ein Kollektivgutproblem, auf das wir unten eingehen. Doch auch einer begründeten autonomen Entscheidung über die Wahl der Absicherungshöhe stehen Informationsdefizite entgegen, die die Anwendung marktlicher Steuerung nicht erfolgreich scheinen lassen.

2.2 Die Ausgabensteigerung in der GKV - die Aufregung um die „Kostenexplosion"

Der Begriff der Kostenexplosion tauchte nach dem Ende des Wirtschaftswunders und dem sprunghaften Anstieg der Arbeitslosenzahlen 1974/75 auf. Die Zeitschrift *Der Spiegel* bringt 1975 eine Serie mit dem Titel „Krankheitskosten: Die Bombe tickt"[16]. Die Explosionsmetapher suggerierte eine nicht mehr kontrollierbare Entwicklung, die zur Katastrophe führt. Letztere ist zunächst ausgeblieben, die eingängige Ausdrucksweise hat sich aber über ein Viertel Jahrhundert lang gehalten. So einprägsam der Begriff sein mag, so ungenau ist er auch. Typischerweise werden *Kosten* mit *Ausgaben* gleichgesetzt. Es ist offensichtlich, daß die Ausgabensteigerungen – und diese sind die relevante Größe im Rahmen einer politischen Betrachtung – nicht nur auf Kostensteigerungen bei der Erstellung oder Bereitstellung der Leistungen zurückzuführen sind. Während Ineffizienzen, die zu Kostensteigerungen führen, eindeutig negativ zu beurteilen sind, gilt das für qualitativ bessere Behandlungsverfahren, die ebenfalls einen kostensteigernden Effekt haben können, nicht.[17] Betrachtet man die Ausgaben

---

[16] O. V.: Krankheitskosten: „Die Bombe tickt", Der Spiegel; 28 (1975) H. 19, S. 54 - 56.
[17] S. Sauerland: Gesundheitspolitik durch staatlich gesetzte Fehlanreize? Münster, 1999, S. 2.

der GKV genauer, so stellt man fest, daß die Ausgaben seit 1975 weitgehend im Einklang mit der gesamtwirtschaftlichen Entwicklung gestiegen sind: In den alten Bundesländern zwischen 1975 und 1996 mit einer durchschnittlichen jährlichen Wachstumsrate von 5,0 Prozent[18] bei einem durchschnittlichen Wachstum des Bruttoinlandsprodukts je Erwerbstätigem von 5,1 Prozent[19]. In den Jahren 1985 bis 1996 betrug die jährliche Wachstumsrate der Ausgaben der GKV 4,4 Prozent[20], die des BIP 4,5 Prozent[21], dennoch ist der Beitragssatz zur GKV gestiegen. Welche Bedingungen haben zu einem Anstieg der Gesundheitsausgaben besonders beigetragen? Schmidt[22] ermittelt die Ursachen der Variation des Anteils der öffentlichen Gesundheitsausgaben am Sozialprodukt im internationalen Vergleich. In einer kombinierten Längs- und Querschnittsuntersuchung des Anteils der Gesundheitsausgaben am BIP in 21 etablierten Demokratien der OECD ermittelt er als Hauptursachen für die Ausgabensteigerungen in Deutschland:

Einen hohen wirtschaftlichen Entwicklungsstand. Erst dieser ermöglicht überhaupt ein hohes Niveau der Krankenversorgung. In diesem Zusammenhang erhöhte Ausgaben sind so lange positiv zu bewerten, als die Mittel zur Befriedigung individueller oder kollektiver Bedürfnisse aufgewandt werden.

Eine weit vorangeschrittene Alterung der Bevölkerung. Eine längere Lebensdauer ist grundsätzlich positiv zu bewerten. Zudem entzieht sie sich dem unmittelbaren Einfluß der Gesundheitspolitik. Die höheren Ausgaben spiegeln vor allem eine flexible Anpassungen des Angebots an Gesundheitsleistungen an autonome Veränderungen der Nachfrage wider.

---

[18] BMG: Daten des Gesundheitswesens. Bonn, 1997, S. 322.
[19] Ebd., BMG Daten des Gesundheitswesens 1997 S. 342.
[20] Ebd., S. 322.
[21] Ebd., S. 342
[22] Schmidt: Warum die Gesundheitsausgaben steigen, PVS; 40 (1999) S. 229 - 245.

Eine hohe Ärztedichte, die einerseits für eine hochwertige Gesundheitsversorgung notwendig ist, andererseits auch die Gefahr der nicht gebotenen Angebotsausweitung birgt.

Etatistische oder halböffentliche Problemlösungstraditionen, deren Grad Schmidt anhand dem Anteil der Staatsausgaben am BIP außerhalb des Gesundheitswesens mißt.

Verlagerung von Gesundheitsdienstleistungen von der Familie auf den Markt und Staat, mit Schumpeter gesprochen „die Auflösung der bürgerlichen Familie"[23], in deren Folge „ein Maximum der früher häuslichen Verrichtungen und des ganzen Lebens außerhalb des Hauses verlegt"[24] wurde und noch zunehmend wird. Dazu gehört auch die Pflege Kranker. Schmidt mißt diese Entwicklung indirekt über die Frauenerwerbsquote. Deren Anstieg wurde aus Gründen jenseits der Absicherung gegen Krankheitsrisiken oft angestrebt.[25]

Expansive Wirkungen aufgrund des Demokratiealters der Bundesrepublik, infolgedessen sich korporatistische Regulierungsnetzwerke herausbilden konnten, denen die Gefahr der Gefangennahme staatlicher Behörden durch partikulare Interessen inhärent ist.

Außerdem fehlten ausgabenbegrenzende Automatismen wie etwa langfristige Budgetierungen oder Preisfestsetzungen.

Wir betrachten die wichtigsten Faktoren für die Kostensteigerung, um zu sehen, wo Reformen die größten Erfolge versprechen.

---

[23] Schumpeter: Kapitalismus, Sozialismus und Demokratie, 1987, S. 253.
[24] Ebd., S. 257.
[25] Vgl. Helmich: Die Gestaltung substitutiver privater Krankenversicherungsprodukte [...], 2000, S. 65.

2.2.1 Systemexterne Ursachen für die Kostensteigerungen

Dieser Ursachenkomplex ist durch eine hohe Interdependenz zu gesamtgesellschaftlichen Entwicklungen geprägt. Allfällige Gegenmaßnahmen entziehen sich dem Bereich der Gesundheitspolitik und oft auch politischer Einflußnahme überhaupt. Alle diese Ursachen stehen auch außerhalb der engeren Betrachtung unserer Untersuchung. Gesundheitspolitische Maßnahmen erfolgen in Reaktion auf exogene Ursachen, deren Folgen allenfalls gelindert werden sollen.

2.2.1.1.1 Demographie

Der Anteil alter Menschen an der Gesamtbevölkerung steigt sowohl wegen der gesunkenen Fertilitätsquote als auch der steigenden Lebenserwartung an. Dies wirkt sich auf das Beitragsaufkommen und die Leistungsausgaben aus.

Bevölkerungsprognose

Ältere Menschen sind tendenziell häufig nicht mehr erwerbstätig und verfügen über relativ geringere Einkommen als im Erwerbsalter stehende Versicherte. Das Durchschnittsalter einer Bevölkerung ist für unsere Zwecke nur bedingt aussagekräftig. Abweichungen nach oben und unten werden hier gleich gewichtet. Unter gesundheitsökonomischem Gesichtspunkt bietet es sich an, die Veränderung der jungen und alten, nicht erwerbstätigen Bevölkerungsgruppen ins Verhältnis zur mittleren Altersgruppe zu setzen; dieser Abhängigkeitsquote liegt der Gedanke zugrunde, daß die mittlere Generation sowohl die jüngere versorgt, die über kein Erwerbseinkommen verfügt, als auch die Transfereinkommen für die ältere, nicht mehr erwerbstätige Generation erwirtschaftet.[26] In der neunten koordinierten Bevölkerungsvorausberechnung des Statistischen Bundesamtes[27] wird der antizipierte Anstieg des Altersquotienten, das ist das Verhältnis nicht mehr erwerbstätiger Menschen im Rentenalter zur Anzahl der Erwerbstätigen, quantifiziert. Gemäß dieser Fortschreibung der Entwicklung auf der Grundlage von Daten von

---

[26] S. Erbsland/Wille: Bevölkerungsentwicklung und Finanzierung der Gesetzlichen Krankenversicherung, Zeitschrift für Versicherungswissenschaft; 4 (1995), S. 662.

[27] Statistisches Bundesamt: Neunte koordinierte Bevölkerungsvorausberechnung, 2000.

1998 wird das Verhältnis der Personen über 60 Jahre zur erwerbstätigen Bevölkerung von heute 40 bis zum Jahr 2050 je nach den zugrundeliegenden Prognoseannahmen auf 75 bis 80 steigen und sich somit verdoppeln; verschiebt man die Grenze des angenommenen Rentenalters von 60 auf 65 Jahre steigt der Altersquotient von heute 25 auf 52 bis 56 und verdoppelt sich somit ebenfalls.

Altersspezifische Ausgabenprofile der GKV
Eine ältere Bevölkerung bedingt nicht nur höhere Transferleistungen, auch die Behandlungsausgaben steigen für ältere Altersgruppen steil an. Bewegen sich die jährlichen Aufwendungen für einen männlichen Versicherten durchschnittlich vom ersten bis zum 40. Lebensjahr in der Größenordnung zwischen 500 und 1000 Euro, steigen sie ab diesem Zeitpunkt annähernd linear über knapp 3.600 Euro im Alter von 70 Jahren an und erreichen für alte Männer von 90 Jahren einen Größenordnung von über 5000 Euro.[28] Für andere Versichertengruppen ist der Verlauf ähnlich. Es ist ein Trugschluß, hieraus zu folgern, daß ein höheres Lebensalter zwangsläufig zu wesentlich steigenden Kosten führen würde. Zu beobachten ist viel mehr eine Kumulation der Kosten auf die letzten Lebensjahre vor dem Tod, unabhängig davon, in welchem Alter dieser eintritt.[29] Mit steigendem Lebensalter sinkt dieser Kumulationsgrad.[30] Eine

---

[28] Berechnung der VdAK/AEV nach Zahlen des Bundesversicherungsamts, Ausgewählte Basisdaten des Gesundheitswesens, 2001, S. 42, Umrechnung in Euro durch uns.

[29] Zurückzuführen sind diese vor allem auf längere stationäre Aufenthalte in Akutkrankenhäusern unmittelbar vor dem Tode (s. Schmitz: Gesundheitsfördernde Krankenkassenpolitik, 1999, S. 69 f.). Es stellt sich hier die Frage, ob dies überhaupt die adäquate Behandlung ist oder die Pflege nicht besser und kostengünstiger etwa auch in Hospizen und dergleichen erbracht werden könnte.

[30] Vgl. Fries: Aging, Natural Death, and the Compression of Morbidity, New England Journal of Medicine; 303 (1980) H. 3, S. 130 - 135. Theoretische Untermauerung und empirische Überprüfung anhand statistischen Materials aus der Schweiz bei Felder/Meier/Schmitt: Health care expenditures in the last months of life, Journal of Health Economics; 19 (2000), S. 690 und passim.

Steigerung des Lebensalters führt also nicht zu steigenden Krankheitskosten per annum über die Lebensdauer gerechnet.

Erbsland und Wille schätzen jährliche Kostensteigerungen aus dem demographischen Effekt auf der Ausgabenseite zwischen 0,5 und 0,6 Prozent bis zum Jahr 2040. [31] Für sich genommen erscheint dies nicht dramatisch, doch addiert sich diese Summe zu weiteren kostentreibenden Effekten.

2.2.1.1.2 Epidemiologische Ursachen

Die Ursache und Art der in der Bevölkerung verbreiteten Krankheiten verändert sich mit den Lebensumständen, der Altersstruktur und neuen medizinischen Behandlungsmöglichkeiten. Besonders bemerkenswert ist die Zunahme chronisch-degenerativer Erkrankungen, die durch einen langdauernden wechselhaften Verlauf des Krankheitsbildes gekennzeichnet sind, bei dem sich stabile und instabile Phasen ablösen. [32] Anders als bei den früher dominierenden infektiösen Erkrankungen sind einfache Ursache-Wirkungsbeziehungen bei diesen durch Multimorbidität gekennzeichneten Krankheitsbildern nicht identifiziert. Dies führt zu Kostensteigerungen zweierlei Art: Auf Seiten des behandelnden Arztes eröffnen sie einen weitgehenden diskretionären Handlungsspielraum bei der Wahl der therapeutischen Ansätze, die jeweils unterschiedliche Kosten verursachen. Diese Unsicherheit auch über den Stand der medizinischen Wissenschaft führt zudem zu einem erhöhten diagnostischen Aufwand, um sich Klarheit über die „richtige" der vielen zur Auswahl stehenden Therapien zu verschaffen. Zudem steht der Arzt wegen des hohen technischen Standes der Medizin bei ausbleibendem oder negativem Behandlungsergebnis in zunehmendem Begründungszwang, der auch zu juristischen Schadensersatzforderungen führen kann. Die Ausschöpfung der diagnostischen Möglichkeiten gibt dem Arzt hier eine zumindest formale Sicherheit.

Darüber hinaus ergeben sich bei chronischen Erkrankungen zwei Versicherungsprobleme: Zum einen kann das kurzfristige Bestreben nach Beitrags-

---

[31] S. Erbsland S. 673. Zu ähnlichen Ergebnissen kommen Schwarz und Busse 1994 (Fünf Mythen zur Effizienzsteigerung im Gesundheitswesen, Jahrbuch für kritische Medizin; 23) und - etwas höher - der Sachverständigenrat in seinem Sondergutachten im Jahr 1995.
[32] S. Helmich S. 65.

stabilität zu Einsparungen an langfristig wirksamen Maßnahmen etwa in der Prävention führen, wodurch die Kosten langfristig gesehen wiederum steigen. Durch die mangelnde Eindeutigkeit der medizinischen Kausalzusammenhänge wird eine solche Entwicklung noch unterstützt.[33] Zum anderen entzieht sich die Versorgung chronisch Kranker im Grunde einer versicherungstechnischen Absicherung, durch die nur gegen wenig wahrscheinliche, unvorhergesehene und mit wesentlichen Auswirkungen verbundene Risiken vorgesorgt werden kann.[34] Diese Grundbedingung ist nicht mehr gegeben, denn es ist mir großer Sicherheit bekannt, wer in der nächsten Periode krank sein wird: Es sind diejenigen, die es auch heute sind. Unter dem Zeichen einer Versicherung handelt es sich dann tatsächlich um Umverteilung.

2.2.1.1.3 Medizinisch-technischer Fortschritt

Der medizinisch-technische Fortschritt wirkt sich direkt auf die Ausgabenentwicklung aus, indem neue Behandlungsverfahren zur Verfügung stehen, die zuvor nicht bekannt waren und damit auch keine Kosten verursachen konnten. Allerdings birgt er auch die Gefahr der Entstehung neuerer Ineffizienzen. So eilen gegenwärtig die diagnostischen Möglichkeiten durch die neue Technik den kurativen Möglichkeiten voran: Ist die Krankheit identifiziert, wird Nutzen des Patienten somit keineswegs erhöht. Zu beobachten ist darüber hinaus eine Verdrängung zeitintensiver Anamnesegespräche durch sachkostenintensive Diagnosetechniken, die teilweise auch durch medizinisches Hilfspersonal erbracht werden könnten.[35]

2.2.1.1.4 Preisstruktureffekt

Medizinische Versorgung ist personalintensiv und nur in sehr engen Grenzen rationalisierbar. Die Personalkosten machen sogar im Krankenhaus über $^2/_3$ der Gesamtkosten aus.[36] Weil die Löhne in der Vergangenheit rascher gestiegen sind

---

[33] S. Schmitz S. 52 f.
[34] S. Samuelson/Nordhaus: Economics, 1992, S. 202 - 204.
[35] Vgl. Kayser/Schwefing: Managed Care und HMOs, 1998, S. 37.
[36] Statistisches Jahrbuch 2000.

als die Preise, verteuern sich die Kosten für medizinische Leistungen relativ zu denen anderer Güter.[37]

2.2.1.1.5 Verschiebebahnhof

Ein wesentlicher Faktor der Ausgabenerhöhung ist die Politik des Bundes, der seine Sicherungsaufgaben in größerem Umfang auf die GKV abgewälzt hat, ohne für einen finanziellen Ausgleich aus Steuermitteln zu sorgen. In Tabelle 2 führen wir die wichtigsten Umschichtungen auf. Grob geschätzt ergeben sich aus diesen Maßnahmen zusätzliche Belastungen für die GKV in Höhe von – sehr konservativ gerechnet – mindestens 11 Mrd. Euro p. a..[38] Als Anhaltspunkt für die Größenordnung mag die Höhe der gesamten Ausgaben für die GKV im Jahre 1999 dienen: Sie betrugen etwas über 130 Mrd. Euro.[39] Für den Beitragsanstieg in der GKV sind diese Lastenverschiebungen damit der mit Abstand größte Kostentreiber. Gesamtwirtschaftlich gesehen stehen dem freilich geringere Ausgaben in den Bereichen gegenüber, aus denen die Leistungen ausgegliedert wurden.

2.2.2 Systemimmanente Ursachen für die Kostensteigerungen

Hierunter fassen wir ausgabensteigernde Faktoren zusammen, die entweder aus der Organisationsstruktur der Gesundheitsversorgung herrühren, oder durch unzweckmäßigen Anreizsetzungen bedingt.

---

[37] S. Helmich S. 60.

[38] Ohne Berücksichtigung der Inflation, ohne Abschreibung vorübergehender Verschiebungen, ohne Berücksichtigung der Kostensteigerungen auch in den verschobenen Bereichen. Der jährliche Barwert der Verschiebungen ist heute also wesentlich höher.

[39] StatTb BMG, Tab. 10.11.

Jahr	Größenordnung der zusätzlichen Belastung / Einnahmenverlust p. a. [DM]	Anlaß der Lastverschiebung
1984	12,4 Mrd.	Kürzung des Beitrags der Rentenversicherung zur Krankenversicherung der Rentner von 17 % auf 11 % der Renten (und weitere Entlastungen der RV).
1984	270 Mio.	Übernahme der TBC-Behandlung von der Rentenversicherung.
1984	605 Mio.	Einführung eines Sozialversicherungsanteils bei Krankengeldzahlungen.
1992	13,5 Mrd. 1995 - 1997	Absenkung der Bemessungsgrundlage für die KV-Beiträge der Arbeitslosen von 100 % auf 80 % des letzten Bruttoentgelts.
1995	3 Mrd. 1995 - 1997	Anhebung der Bemessungsgrundlage für die Rentenversicherungsbeiträge der Krankengeldbezieher von früher dem Nettoentgelt auf 80 % des Bruttoentgelts.
1997	200 Mio.	Absenkung der Lohnfortzahlung im Krankheitsfall von 100 % auf 80 %.
1997	1,4 Mrd. 1. 7. 1997 - 30. 6. 1998	Vorübergehende Absenkung des Beitragssatzes der Rentner.
1999	1 Mrd.	Geringere Zuzahlungen für Arzneimittel für chronisch Kranke
1999	500 Mio.	Geringere Beiträge durch sinkendes Rentenniveau
2000	1,2 Mrd.	Absenkung der Beiträge für Empfänger von Arbeitslosengeld
2000	250 Mio.	Absenkung der Beiträge für freiwillig versicherte Sozialhilfeempfänger
2001	500 Mio.	Reform der Renten bei Erwerbs- und Berufsunfähigkeit (1. Abschnitt)
2001	1,2 Mrd.	Einbeziehung von Einmalzahlungen in die Krankengeldberechnung (Teil 1)
2001	500 Mio.	Neuordnung des Reha-Rechts
2002	1,1 Mrd.	Reform der Renten bei Erwerbs- und Berufsunfähigkeit (2. Abschnitt)
2002	500 Mio. (bis 2008)	Abgabenbefreiung für private Altersvorsorge
2002	800 Mio.	Einbeziehung von Einmalzahlungen in die Krankengeldberechnung (Teil 2)
2002	500 Mio.	Gleichstellung freiwillig- und pflichtversicherter Rentner

Tabelle 2:
Verschiebebahnhof GKV - Auswahl zusätzlicher Belastungen und Einnahmenverluste aus neuen Gesetzen und höchstrichterlichen Entscheidungen.[40]

---

[40] Daten nach Braun/Kühn/Reiners: Das Märchen von der Kostenexplosion, 1998, S. 54 f.; o. V.: Harte Brocken für die gesetzliche Krankenversicherung, G+G Blickpunkt (2001) H. 7 S. 3.

2.2.2.1.1 Desintegration im Leistungsbereich

Sowohl auf der Seite der Leistungserbringung als auch auf der Seite der Kostenträger wird Infrastruktur mehrfach vorgehalten. Auf der Seite der Leistungserbringung etwa medizinisches Großgerät, auf der Seite der Kostenträger Verwaltungsstrukturen.

2.2.2.1.1.1 Doppelte Vorhaltung von Ressourcen

Im deutschen Gesundheitssystem werden technische Ressourcen grundsätzlich zweifach vorgehalten, zum einen für die Versorgung im stationären Bereich durch die Krankenhausträger, zum anderen durch die Kassenärztlichen Vereinigungen für den ambulanten Versorgungsbedarf. Der Auslastungsgrad der Ressourcen ist damit zwangsläufig geringer als bei zentraler Vorhaltung. Die Dichte an Großgeräten in den alten Bundesländern von knapp 120.000 im Jahr 1982 auf etwas über 400.000 im Jahr 1995 gestiegen und geht damit trotz der Großgeräteverordnung zur Begrenzung des Zuwachses[41] weit über die Zielplanung hinaus.[42] Wegen mangelnder Effizienz wurde die Großgeräteverordnung 1997 gestrichen, ohne daß der Gesetzgeber einen anderen Weg zur Eindämmung der Großgerätestandorte gefunden hätte oder die gemeinsame Nutzung durch die beiden Versorgungsbereiche rechtlich ermöglicht hätte.

2.2.2.1.1.2 Zersplitterte Leistungserbringung

Die Aufteilung der Leistungserbringung auf verschiedene Träger wie Krankenkassen, Unfallversicherung, für Rehabilitationsmaßnahmen teilweise die Arbeitsverwaltung, hilfsweise die Sozialhilfeträger führt zu Reibungsverlusten und Steuerungsineffizienzen, da die jeweiligen Träger versuchen, Kosten auf andere Träger zu verlagern. Erste Integrationsschritte in diesem Bereich sind neuerdings durch das SGB IX geleistet worden, worin die Einrichtung von trägerübergreifenden „Servicestellen" gefordert wird.[43] Neben diesen Ineffizienzen technischer Art kann die Zersplitterung der Leistungserbringung auch zu der Verdoppelung problematischer Prinzipal-Agent-Beziehungen führen.

---

[41] § 122 SGB V (aufgehoben).
[42] S. die Erhebung von Bruckenberger (Die Großgeräteverordnung ist tot [...], Der freie Radiologe (1995) H. 2, S. 8 ff.).
[43] S. o. V.: Gemeinsamer Service in Sicht, G+G Blickpunkt (2001) H. 5, S. 2.

2.2.2.2 Unzweckmäßige Anreizstrukturen

Sowohl Versicherte als auch Leistungserbringer mögen durch die Organisation von Leistungserbringung und -entgeltung Anreize zur überoptimalen Inanspruchnahme oder überoptimalen Erbringung von Gesundheitsleistungen erhalten. Wir betrachten zwei grundlegende Modelle.

2.2.2.2.1 Moral Hazard und Angebotsinduzierte Nachfrage

Die These vom Moral Hazard („Moralischen Risiko") füllt inzwischen ganze Bücherschränke, die empirische Klärung, ob dieses Verhalten im Rahmen von Krankenversicherungsverträgen zu finden ist, steht indes noch aus. Immerhin ist die theoretische Begründung bestechend.

Moral Hazard ex ante liegt vor, wenn die Zufallsverteilung des finanziellen und versicherten Schadens aus Krankheit nicht wie erwartet exogen vorgegeben ist, sondern dem Einfluß des Versicherten unterliegt, etwa durch vorbeugende Aktivitäten oder einen gesunden Lebensstil.

Moral Hazard in der Ausprägung ex post entsteht, wenn die im Schadensfall entstehenden Kosten dem Einfluß des Versicherten unterliegen, etwa durch Inanspruchnahme von Leistungen über den medizinisch effizienten Umfang hinaus. [44] Der Versicherer kann dabei das Verhalten des Versicherten nicht kontrollieren oder beeinflussen.

Ist die Vorbeugung gegen Krankheit möglich und diese Vorbeugung mit Kosten verbunden, verliert der Versicherte einen Teil des Anreizes, weil er auch nur einen Teil der negativen Folgen zu tragen hat. Über Eigenanteile an den Behandlungskosten kann dieser Anreiz auf ein bestimmtes Niveau eingestellt werden. Bei der Bestimmung des Heilungsaufwandes durch den Versicherten gibt es einige Anzeichen dafür, daß die abgeleitete Nachfrage nach Gesundheitsgütern bei Vorliegen einer Versicherung etwas kostenintensiver ist als wenn eine solche nicht abgeschlossen ist. Lundin weist etwa für Schweden nach, daß vollversicherte Patienten eher Originalmedikamente verschrieben bekom-

---

[44] S. Breyer: Moral Hazard und der optimale Krankenversicherungsvertrag, Zeitschrift für die gesamte Staatswissenschaft; 140 (1984), S. 289. Zuerst bei Arrow: Uncertainty and the Welfare Economics of Medical Care, American Economic Review; 53 (1963), S. 941 - 973.

men, Versicherte, die einen hohen Eigenanteil zu leisten haben eher Generika.[45] In wie fern der Patient an dieser Entscheidung mitgewirkt hat, bleibt allerdings offen. In der Regel ist der Patient nicht ohne weiteres in der Lage, Anweisungen des Arztes über Behandlungsart und -dauer hinsichtlich ihrer medizinischen Zweckmäßigkeit zu beurteilen. Dann wäre die Verschreibungshandlung Ergebnis des ungleich verteilten Wissens in einer Prinzipal-Agent-Beziehung.

2.2.2.2.2 Die Arzt-Patient Beziehung als Agency

Agency heißt eine Situation, in der die Handlung einer Person die ökonomische Position einer anderen beeinflußt. Die Stärke dieses Einflusses kann variieren, sie kann von der Delegation einzelner Aufgaben durch den Prinzipal an den Agenten reichen bis hin zu einer eher passiven Rolle des Prinzipals. Es wird dabei angenommen, daß sowohl der Prinzipal als auch der Agent ihren individuellen Nutzen maximieren. Stimmen jedoch die Ziele von Prinzipal und Agent nicht überein, so wird die Agency-Beziehung problematisch, denn der Prinzipal kann dann nicht mehr ohne weiteres davon ausgehen, daß die Handlungen des Agenten seinen Nutzen zu maximieren geeignet sind. Durch geeignete Kontrollmechanismen kann der Prinzipal versuchen, die Vertretung seiner Interessen durch den Agent sicherzustellen. Dies ist jedoch nicht oder nur zu hohen Kosten in vollem Umfang möglich. Auch die Beziehung zwischen dem Patienten und dem Arzt stellt eine Prinzipal-Agent-Beziehung dar. Der Prinzipal (Patient) gibt dem Arzt (Agent) den Leistungsauftrag, seine Gesundheit zu verbessern. Dabei kann es zu Interessenkonflikten kommen. Ist etwa das Einkommen des Arztes an den erbrachten Leistungsumfang gekoppelt, mag er zur Erhöhung seines Einkommens seine Leistungserbringung über das medizinisch gebotene Maß ausweiten. Dies schlägt sich bei dem Patienten in einer durch den Anbieter veranlaßten Nachfrage (Angebotsinduzierte Nachfrage/Supplier induced demand)[46] nieder. Folge ist medizinische Überversorgung, deren Grenznutzen für den Patienten gering oder negativ sein kann. Ist das Arzteinkommen nicht an die Menge der erbrachten Leistungen gekoppelt, sondern wird er etwa durch Pau-

---

[45] S. Lundin: Moral hazard in physician prescription behavior, Journal of Health Economics; 19 (2000), S. 639 - 662.

schalen honoriert, so ist es für den Arzt ökonomisch rational, möglichst wenig Leistungen zu erbringen. Sein Handlungsrahmen ist dabei freilich durch seinen gesetzlichen Auftrag und Anbieterwettbewerb begrenzt. Dennoch kann dies zu einer Versorgung des Patienten mit geringeren oder qualitativ schlechteren Leistungen führen, als es für ihn optimal wäre.[47]

Durch die Trennung von Leistungserbringung und Finanzierung ergibt sich eine weitere Prinzipal-Agent-Beziehung zwischen der Krankenkasse und dem behandelnden Arzt. In dieser Konstellation beauftragt die Krankenkasse als Prinzipal den Arzt als Agent mit der Erbringung einer medizinisch notwendigen Leistung zu effizienten Kosten. Der Arzt ist somit „Diener zweier Herren"[48], die zudem noch unterschiedliche Ziele verfolgen: Der Auftrag des Patienten zielt vor allem auf die Behandlungsqualität ab, der der Versicherung auf eine effiziente Behandlung.

Es sei an dieser Stelle nochmals darauf hingewiesen: Selbstverständlich ist dies nur einer der Handlungsanreize, der auf den Arzt wirkt. Weitere Anreize ergeben sich etwa aus dem Berufsethos oder gesetzlichen Regelungen, gemäß denen der Arzt gegebenenfalls nicht im Sinne *ökonomischer* Rationalität handeln mag. Nur ganz außer acht lassen wird er diesen Anreiz in seiner freiberuflich-unternehmerischen Stellung nicht können.

2.3 Die Einnahmen der GKV

Jedes Finanzierungsproblem hat zwei Seiten. Im Fall der GKV ist es denkbar, daß nicht die Ausgaben zu hoch, sondern die Einnahmen zu niedrig ausfallen. Die GKV wird aus Beiträgen finanziert, die sich bei der weitaus überwiegenden Zahl der Mitglieder an den Einnahmen aus Arbeit orientiert. Bei den 12,4 Prozent freiwillig versicherten werden teilweise noch andere Einkommensarten herangezogen.[49] Der durchschnittliche Beitragssatz der Versicherten ist seit den

---

[46] Vgl. Meyers-Middendorf: Die Gestaltungsrelevanz marktwirtschaftlichen Wettbewerbs in der Gesetzlichen Krankenversicherung, 1993, S. 200.

[47] S. Toepffer: Krankenversicherung im Spannungsfeld von Macht und Staat, 1997, S. 58 - 59; s. Sauerland S. 15 - 18.

[48] Vgl. Goldonis gleichnamige Komödie, die die Unmöglichkeit darstellt, beiden gerecht zu werden.

[49] VdAK Basisdaten S. 28, Mikrozensus 1999, StJb 2000 Nr. 10.1, eigene Berechnung.

70er Jahren ständig angestiegen, ebenfalls angestiegen ist die Beitragsbemessungsgrenze und damit einhergehend der Beitrag, der maximal zu leisten ist (siehe Tabelle 3). Seit 1980 ist der durchschnittliche Beitragssatz zur GKV um 3 Prozentpunkte gestiegen, die maximale Bemessungsgrundlage, die die freiwilligen Mitglieder der GKV in vollem Umfang trifft, hat sich mehr als verdoppelt. Im gleichen Zeitraum ist die bereinigte Lohnquote um etwa 6 Prozentpunkte gefallen,[50] was auch an dem starken Anstieg der Erwerbslosen unter den Versicherten liegt. Diese leisten nur reduzierte Beiträge zur GKV. Braun et alt.[51] kommen zu dem Ergebnis, daß bei der gegebenen Ausgabenentwicklung und angenommen zu dem Jahr 1980 gleichbleibender Lohnquote der Beitragssatz sogar hätte fallen können, wofür sie jedoch keine belegenden Zahlen liefern. Wir schätzen unter diesen Voraussetzungen eine mögliche Beitragssatzsenkung in Höhe von 0,8 Beitragsprozentpunkten.[52] Dieser Teil der Einnahmenminderung ist also auf eine Veränderung in der Zusammensetzung des Volkseinkommens zurückzuführen.

---

[50] StatTb BMG Nr. 1.9.

[51] S. 33.

[52] Nämlich den durchschnittlichen Beitragssatz von 13,5 Prozent reduziert um 6 Prozent (Höhe des Rückgangs der Lohnquote).

2.3.1 Verbreiterung der Einnahmengrundlage der GKV

Will man gemäß einer gesetzlichen Vorgabe für die Tätigkeit des Sachverständigenrats für die Konzertierte Aktion im Gesundheitswesen Beitrags*satz*erhöhungen vermeiden,[57] bietet sich auf der Einnahmenseite eine Veränderung der Beitragsbemessungsgrundlage an. Heute wird der Beitragserhebung bei Pflichtversicherten das Bruttoeinkommen zugrundegelegt, bei freiwillig Versicherten, sei es etwa als Selbständige oder Bezieher von Einkommen über der Versicherungspflichtgrenze, werden alle Einkommensarten zusammengenommen. Zur Verbreiterung der Einnahmengrundlage werden besonders folgende Maßnahmen diskutiert:

Jahr	Durchschnittlicher Beitragssatz[53] [% d. BruttoEK]	Beitragsbemessungsgrenze [DM]	Höchstbeitrag p. M.[54] [DM]	Steigerung des Höchstbeitrages p. M. [% z. Vorjahr]
1975	10,5	2.100	220,50	
1976	11,3	2.325	262,73	19,15
1977	11,4	2.550	290,70	10,65
1978	11,4	2.775	316,35	8,82
1979	11,3	3.000	339,00	7,16
1980	11,5	3.150	362,25	6,86
1981	11,8	3.300	389,40	7,49
1982	12,0	3.525	423,00	8,63
1983	11,8	3.750	442,50	4,61
1984	11,4	3.900	444,60	0,47
1985	11,8	4.050	477,90	7,49
1986	12,2	4.200	512,40	7,22
1987	12,6	4.275	538,65	5,12
1988	12,9	4.500	580,50	7,77
1989	12,9	4.575	590,18	1,67
1990	12,5	4.725	590,63	0,08
1991	12,2	4.875	594,75	0,70
1992	12,7	5.100	647,70	8,90
1993	13,4	5.400	723,60	11,72
1994	13,2	5.700	752,40	3,98
1995	13,2	5.850	772,20	2,63
1996	13,5	6.000	810,00	4,90
1997	13,5	6.150	830,25	2,50
1998	13,6	6.300	856,80	3,20
1999	13,6	6.375	867,00	1,19
2000	13,6	6.450	870,27	0,95
2001[55]	13,5	6.525	880,88	1,22

Tabelle 3:
Entwicklung der Beiträge zur GKV: Beitragssatz, Beitragsbemessungsgrenze und Höchstbeitrag.[56]

---

[53] Über die Versicherten aller Kassen.

[54] Arbeitnehmer- und Arbeitgeberanteil zusammen.

[55] Zum 1. 1. 2001.

[56] Quelle: Helmich S. 54, aktualisiert nach StJb 2000 und VdAK Basisdaten S. 49 f., eigene Berechnungen. Durchweg Daten für die alten Bundesländer.

[57] Gem. § 141 SGB V Satz 3.

2.3.1.1 Anhebung der Versicherungspflicht- und Beitragsbemessungsgrenzen

Es handelt sich um eine Fortschreibung des gegenwärtigen Beitragsmodells, das zwei grundsätzliche Arten der Einnahmensteigerung kennt: Die Erhöhung des Beitragssatzes und die Ausweitung der Versicherungspflichtgrenze. Letzteres führt einerseits zu steigenden Einnahmen aus den Beiträgen der Bezieher gehobener Einkommen, zum anderen wird dieser Kreis der Versicherten mit seinen hohen Beitragszahlungen in die GKV eingegliedert. Die bestehende Bemessungsgrenze bei der ansonsten zum Einkommen proportionalen Beitragserhebung durchbricht das Leistungsfähigkeitsprinzip auf der Finanzierungsseite. Da außerdem mit dem Erreichen der Beitragsbemessungsgrenze die Versicherungspflicht erlischt, können sich Arbeitnehmer über dieser Einkommensgrenze anderweitig, das heißt in der Regel privat, absichern. Diese Personen haben aber nach § 9 Abs. 1 und 3 SGB V Anspruch auf Aufnahme in die GKV als freiwillig Versicherte. Möglicherweise führt dies zu einer negativen Risikoselektion für die GKV, indem bei rationalem Kalkül solche Beitrittsberechtigte beitreten werden, die unter der ökonomischen Kalkulation der Privaten Krankenversicherer höhere Beiträge leisten müßten, als der Höchstbeitrag der GKV. Einfluß auf diese Berechnung hat neben dem eigenen Gesundheitszustand auch die Zahl der beitragsfrei in der GKV leistungsberechtigten Familienangehörigen sowie deren Gesundheitszustand, der gegebenenfalls von der privaten Versicherung ausschließt oder zu risikobezuschlagten Prämien führt.

Vertretbar erscheint auch, die Beitragsbemessungsgrenze wie auch die Versicherungspflichtgrenze aufzuheben. Busch et alt.[58] berechnen eine Einnahmensteigerung in Höhe des Äquivalents für eine Beitragssatzsenkung in der GKV von 0,79 Prozentpunkten, was einer Einnahmensteigerung von 6,1 Prozent entspricht. Der damit einhergehenden radikalen Beschneidung der Kundengrundlage der privaten Krankenversicherungsunternehmen stehen allerdings ordnungspolitische Bedenken entgegen.[59] Außerdem müßte kurzfristig denjenigen Rentnern und Selbständigen, die bisher privat versichert waren, eine andere

---

[58] Busch/Pfaff/Rindsfüßer: Die Finanzierung der gesetzlichen Krankenversicherung, 1996, S. 50 f.

[59] Wie die Berufsfreiheit nach Art. 12 Abs. 1 GG, Eigentumsrecht nach Art. 12 Abs. 1 GG, Europäisches Wettbewerbsrecht Art. 59 ff.; 90 EGV.

Absicherungsmöglichkeit eröffnet werden. Wegen der dann absehbaren Vergreisung des verbleibende Versicherungsbestandes stiegen deren Beträge sonst immens.[60] Praktikabler und konsensfähiger erscheint als Mittelweg eine Anhebung der Versicherungspflichtgrenze[61] auf die Beitragsbemessungsgrenze in der Rentenversicherung, was etwa für 2001 einer Steigerung der Bemessungsgrenze von einem Drittel in den alten Ländern entsprochen hätte.[62] Busch et alt. berechnen – mit Zahlenmaterial von 1996 – für diesen Fall immer noch eine mögliche Beitragsreduzierung um 0,67 Prozentpunkte, das sind 5,2 Prozent des geltenden Beitragssatzes.[63]

2.3.1.2 Ausweitung von Versicherungspflicht und Bemessungsgrundlage

Wir betrachten hier einige Vorschläge, die tiefer in die bestehenden Strukturen der Krankenversicherung eingreifen.

2.3.1.2.1 *Überführung privat Krankenversicherter in die GKV*

Die Eingliederung der Versicherungsnehmer einer Krankenvollversicherung bei privaten Krankenversicherungsunternehmen in die GKV kommt de facto einer Schließung dieser Unternehmen gleich, die sich nur noch im Angebot ergänzender Versicherungsleistungen betätigen könnten. Der rechtliche Änderungsbedarf für diesen Weg erscheint recht hoch. Die Versicherten in der PKV stellen indes relativ gute Risiken mit gehobenem Einkommen dar. Busch et alt. berechnen eine mögliche Beitragssatzsenkung von 0,54 Prozentpunkten.

2.3.1.2.2 *Einführung einer allgemeinen Versicherungspflicht in der GKV mit Belastung aller Einkommensarten*

Nach diesem Vorschlag wird die gesamte Wohnbevölkerung in die GKV einbezogen; insbesondere wird die Beamtenversorgung aufgegeben. Schwierigkeiten bereitet die Gruppe der Selbständigen: Für diese wäre ein kalkulatorischer Unternehmerlohn anzusetzen, was kaum praktikabel erscheint. Angesichts der sin-

---

[60] Boetius: Gesetzliche Krankenversicherung (GKV) und Private Krankenversicherung, 1999, S. 13.

[61] Die Versicherungspflichtgrenze liegt gegenwärtig bei 75 Prozent der Bemessungsgrenze für die Rentenversicherung.

[62] In den neuen Ländern 12 Prozent, s. Steffen: Rechengrößen der Sozialversicherung [...], 2001, S. 4.

[63] Busch/Pfaff/Rindsfüßer S. 49.

kenden Lohnquote bietet es sich an, neben dem Arbeitseinkommen auch andere Einkommensarten beitragspflichtig zu machen. Der Deckungsbeitrag von Abgaben aus anderen Einkommensarten ist besonders hoch. Neben das erhöhte Finanzaufkommen tritt der Effekt, daß weiterhin nur auf die Arbeitseinkommen Krankengeldleistungen entfallen, denn das Krankengeld dient dem Ausgleich von krankheitsbedingten Einnahmenausfällen; Einkommen aus Kapitalvermögen fallen bei Krankheit aber nicht aus. Damit ließe sich der Beitragssatz nach Busch et alt. um ein Drittel, das entspricht 4,28 Prozentpunkten, senken.[64] Dies wäre die weitreichendste Veränderung auf der Einnahmenseite.

2.3.1.2.3 Belastung potentieller Leistungsfähigkeit

Nach diesen Vorschlägen wird die beitragsfreie Mitversicherung von Familienangehörigen aufgegeben.[65] Der Vorschlag ist von größerer Tragweite als es den Befürwortern vielleicht bewußt ist, denn seine Durchführung bedeutete die Abkehr von der bisherigen Orientierung der Beitragssätze an einem tatsächlichen Leistungsprinzip hin zu einer Belastung der potentiellen Leistungsfähigkeit. Der Vorschlag scheint von der Annahme auszugehen, daß es dem Ehegatten freistünde, seinen beruflichen Status zu verändern. Auch gesamtwirtschaftlich vermag der Vorschlag zumindest zur Zeit nicht zu überzeugen: Bei dem gegenwärtig weitgehend gleichbleibendem Arbeitsangebot sind die Einnahmen der GKV auf diesem Wege kaum zu steigern, allenfalls der Abgabendestinatar wäre ein anderer.

2.3.1.2.4 Umverteilung

Das Solidarprinzip führt in der GKV zu einem besonders hohen Maße an Umverteilung des Einkommens.[66] Ob diese Umverteilung innerhalb des Solidarsystems GKV am rechten Ort ist, diskutieren wir an anderer Stelle.

---

[64] Ebd., S. 63.

[65] Aktuell von der früheren Bundesgesundheitsministerin Andrea Fischer und den Präsidenten der Deutschen Arbeitgeberverbands Dieter Hundt, s. Hohenthal: Hundt: Kassenbeiträge für Ehefrauen, FAZ, 11. 9. 2000, S. 15.

[66] Vgl. Dudey: Verteilungswirkungen des Sozialversicherungssystems der Bundesrepublik Deutschland und Modellierung seiner zukünftigen Entwicklung, 1996, S. 56 - 58.

2.4 Zusammenfassung

Der Hauptgrund für die Kostensteigerung in der gesetzlichen Krankenversicherung ist die Übernahme neuer Aufgaben, für die ein finanzieller Ausgleich nur teilweise oder nicht besteht. Epidemiologische und demographische kostensteigernde Effekte sind dagegen weniger bedeutend und entziehen sich weitgehend der gesundheitspolitischen Einflußnahme. Die Kostensteigerung in der GKV beruht auf einer Ausgabensteigerung. Ihr Hauptgrund liege in der Verlagerung von Leistungen aus staatlichen Bereichen in die GKV, ohne daß ein ökonomischer Ausgleich geschaffen wurde. Gesamtwirtschaftlich ist dieser Effekt an sich bedeutungslos, da den höheren Ausgaben erbrachte Leistungen gegenüberstehen. Daneben führt die fallende Lohnquote zu relativ sinkenden Einnahmen. Die Auswirkungen fehlerhafter Anreizstrukturen für Versicherte und Leistungserbringer auf die Ausgaben der GKV sind nicht ohne weiteres quantifizierbar, allerdings lassen sich durch deren Veränderung im Rahmen einer Managed-Care-Organisation erhebliche Einsparungen nachweisen. Auf ihre Höhe gehen wir bei der quantitativen Bewertung unseres Reformvorschlages ein.

3 Managed Care

Zur Begrenzung der Ausgaben sowie der Steigerung von Effizienz und Qualität schlagen wir die Einführung eines besonderen Managed-Care-Systems auf dem Wettbewerbsweg vor. Der Begriff des Managed Care stammt aus den USA, er wird nicht einheitlich verwandt. Neuffer definiert:

> Managed Care ist ein Integrierter Ansatz zur Steuerung und Regelung von Finanzierung und Leistungserbringung im Gesundheitswesen, mit dem Ziel, die Qualität zu verbessern und die Wirtschaftlichkeit zu erhöhen. Zentrale Maßnahmen sind dabei der Abschluß von Verträgen mit ausgewählten Leistungserbringern sowie die Einflußnahme auf die Leistungserbringer und die Versicherten durch datengestützte Informationen und Vorgaben. [67]

Der Versicherte erhält durch seine Prämienzahlung Anspruch auf vorab festgelegte Leistungen. Sowohl Patient als auch Leistungserbringer geben einen Teil ihrer Handlungsfreiheit auf und lassen sich auf eine „geführte Versorgung"[68] ein. Um der Begriffsverwirrung zumindest innerhalb dieser Arbeit entgegenzuwirken, halten wir fest: Unter Managed-Care-Organisationen (MCOs) verstehen wir Institutionen, die Instrumente des Managed Care in wesentlichem Umfang umsetzen. Unter einer Health Maintenance Organization (HMO) verstehen wir eine besonders steuerungsintensive Form der MCO, bei der die Organisation sowohl Versicherungsleistungen als auch medizinische und pflegerische Leistungen überwiegend durch eigenes oder vertraglich eng gebundenes Personal erbringt. In der Literatur werden die Begriffe MCO und HMO oft synonym verwendet. Eine HMO in unserem Verständnis sollte dann als Staff-Model HMO bezeichnet werden und ist mit unserem Begriff nicht unbedingt deckungsgleich. Daneben treten auch völlig andere begriffliche Abgrenzungen auf.

---

[67] Neuffer: Managed care, 1997, S. 118.
[68] Seitz/Jelastopulu/König: Einschätzung von Managed Care aus der Sicht der Politik und Rechtsprechung, 1997, S. 6.

3.1 Instrumente von Managed Care

Um die Ziele des Managed Care zu erreichen, wird intensiv auf die Handlungen der Versicherten und Leistungserbringer Einfluß genommen. Die große Zahl an Instrumenten, die es dafür gibt, lassen sich in die drei Kategorien „Vorstrukturiertes Leistungsangebot", „Honorierung" und „Qualitätsmanagement" einteilen.[69] Sie sind in verschiedenen Versorgungsformen anwendbar, wobei einige Strukturen für die Durchsetzung besonders geeignet sind, insbesondere die Managed Care-Organisationen.

3.1.1 Vorstrukturiertes Leistungsangebot

Typischerweise werden die Leistungen in der Managed Care-Versorgung nur über einen Primärarzt geleistet, dessen Funktion meist vom Hausarzt wahrgenommen wird.[70] Dieser entscheidet, ob er die Behandlung selbst übernimmt oder an eine Spezialarzt weiterüberweist oder auch eine stationäre Einweisung veranlaßt. Oft hat der Primärarzt auch die Funktion eines Fallmanagers *(Case-Manager)*, der den Patienten über den gesamten Krankheitsverlauf und darüber hinaus begleitet und den Behandlungsverlauf koordiniert. Der Versicherte wird also durch die Versorgung „geführt". An die teilnehmenden Ärzte können innerhalb von Managed-Care-Organisationen besondere Anforderungen hinsichtlich ihrer Qualifikation gestellt werden. Die Managed-Care Organization wird zudem Zielvorgaben hinsichtlich Kosten und Qualität machen, deren Nichteinhaltung finanziell oder durch Beendigung der Zusammenarbeit sanktioniert werden kann. Damit hat der Kostenträger einen indirekten, aber doch wesentlichen Einfluß auf die Führung des Patienten.

3.1.2 Honorierung

Grundsätzlich sind alle Honorarformen (Kopfpauschale, Fallpauschale, Einzelleistungsvergütung) denkbar, von einer besonderen Steuerungskraft ist die Honorarzahlung nach Kopfpauschalen, bei der der Arzt einen Teil des ökonomi-

---

[69] S. Claes/Mahlfeld: Disease Management und Pharmaindustrie, 1999; s. Brenner: Managed Care in USA, Deutsches Ärzteblatt; 95 (1998). Eine ausführliche Darstellung der Instrumente – bei anderer Gliederung – gibt Neuffer S. 126 - 146.

[70] Praktischer Arzt, Allgemeinmediziner oder Internist in der hausärztlichen Versorgung; daneben typischerweise Pädiater und Gynäkologe.

schen Behandlungsrisikos übernimmt. Diese Pauschale kann entweder nach der Zahl der Versicherten oder der Zahl derjenigen Versicherten, die Leistungen in Anspruch nehmen (Patienten) bemessen werden. Je mehr Leistungen ein Patient erhält, desto geringer fallen die Einkünfte des Arztes aus. Dieser soll damit zu einer kostengünstigen Behandlung motiviert werden. Daneben können Kennzahlen vorgegeben werden, deren Einhaltung besonders honoriert wird, etwa die Einhaltung einer Obergrenze an Überweisungen an andere Behandler in der ambulanten Versorgung und Einweisungen in Krankenanstalten. Teilweise sind aus den Versichertenpauschalen auch die Kosten für Drittleistungen, etwa für Medikation oder stationäre Behandlung aufzubringen. Damit soll kostenverlagerndes Verhaltens vermieden werden. Auch der Arzt wird also in seiner Tätigkeit „geführt".

3.1.3 Qualitätssicherung und Controlling
Vermittels des *Utilization Managements* wird die Einhaltung der Vorgaben kontrolliert. Im *Outcomes Research* wird die Ergebnisqualität überprüft. Therapierichtlinien *(Guidelines)* sind standardisierte Diagnose-, Therapie- und Pflegeabläufe, die das optimale Vorgehen bei einem bestimmten Krankheitsbild beschreiben. An ihrer Erstellung sind Ärzte beteiligt, sie sollten empirisch abgesichert sein und dienen sowohl der Information der Leistungserbringer als auch zur Vorgabe bestimmter Behandlungsformen.[71] Von ähnlicher Intention sind Disease-Management-Programme, die vor allem bei chronischen Erkrankungen das Vorgehen in Prävention, Diagnostik, Therapie und Pflege beeinflussen sollen.

3.2 Managed Care Organisationen in den USA
Im amerikanischen System behaupten sich verschiedene Formen der Managed Care-Organisationen nebeneinander. Im Jahr 1993 hatten *Individual Practice Organizations (IPA)*, das sind Netzwerke freiberuflicher Ärzte, mit 40 Prozent den größten Anteil an Versicherten innerhalb des Versorgungszweiges durch MCOs. Von *Prepaid Group Practices* wurden knapp 30 Prozent der Versicher-

---

[71] Vgl. Lauterbach: Modebegriffe mit Hochkonjunktur, Deutsches Ärzteblatt; 96 (1999) S. A-2128 - A-2130.

ten versorgt. Hier erbringen genossenschaftlich organisierte Ärzte Leistungen ausschließlich für eine Versicherung. Auf Managed-Care Organisationen des *Network Models,* in denen die zusammengeschlossenen Ärzte für verschiedene Kostenträger tätig sind sowie HMOs des *Staff-Models* entfielen jeweils ungefähr ein Zehntel.[72] Ebenso groß ist der Anteil an Versicherten in Mischformen. Ursächlich für die große Vielzahl an Organisationsformen ist vor allem der unterschiedliche Ausgangspunkt der Gründer. So ist der Ausgangspunkt für eine HMO ursprünglich eine Versicherung, die das medizinische Fachpersonal rekrutiert. IPAs hingegen sind Gründungen der Leistungserbringer. In der Praxis hat sich eine Fülle verschieden organisierter Managed-Care-Organisationen herausgebildet, auch innerhalb der Gruppe der HMOs ist die Masse noch beträchtlich. In der Literatur werden um 20 Formen unterschieden, wobei keine einheitliche Abgrenzungskriterien bestehen. Das amerikanische *National Center for Health Statistics* unterscheidet zwischen kollektiven HMOs, IPAs und Mischformen.[73] Wir greifen hier einige besonders verbreitete und charakteristische Formen heraus. Einige wesentliche Merkmale sind ihnen gemeinsam: [74]

Vertragliche Verantwortung: Die MCO verpflichtet sich, für einen festgelegten Personenkreis ein vertraglich bestimmtes Leistungspaket zu erbringen.

Feste Beiträge: Die Höhe der Beitragszahlungen ist von der Inanspruchnahme der Leistungen unabhängig.[75]

Freiwillige Einschreibung: Dies ist eine notwendige Voraussetzung für den Wettbewerb zwischen verschiedenen Krankenversicherungsanbietern.

---

[72] S. Arnold/Lauterbach/Preuß: Managed Care, S. 10.
[73] S. National Center for Health Statistics: Health, United States, 2000, S. 345.
[74] S. Sommer: Health Maintenance Organizations, 1992, S. 32 zit. nach Kayser S. 54, s. Neipp: Das Gesundheitswesen der USA, 1988, S. 64, s. Kruse: Das Krankenversicherungssystem der USA, 1997, S. 62.
[75] Hier gibt es freilich Variationen: Geringe Franchisen können außer Betracht bleiben.

Abgegrenzter Versichertenkreis: Anders als bei der konventionellen Versicherung besteht dieser nicht nur für den Bereich der Versicherung, sondern auch im Bereich der Leistungserbringung. Der Leistungserbringer kennt den Kreis derjenigen, die sich im Krankheitsfall bei ihm behandeln lassen werden. Einem Arzt im traditionellen System ist dies nicht bekannt, weil der Patient auch einen anderen Behandler wählen kann.

Risikoübernahme: Die MCO übernimmt das Kostenrisiko der Leistungserbringung. Dem steht eine teilweise Abwälzung des Kostenrisikos gegen Entgelt, etwa durch Rückversicherung, nicht entgegen.

3.2.1 Formen von Managed Care

3.2.1.1 Primary Care Networks

Primary Care Networks[76] erfordern den geringsten Initiierungsaufwand, haben aber auch eine geringe Steuerungsintensität. Sie fokussieren völlig auf die Gatekeeper-Funktion des Primärarztes. Dieser bleibt selbständig und verpflichtet sich lediglich vertraglich, Versicherte der MCO zu behandeln. Dies steht der Versorgung von Patienten anderer Absicherungsformen nicht entgegen. Der Primärarzt behandelt entweder selbst oder überweist an Fachärzte oder Krankenhäuser, die ebenfalls der jeweiligen Managed-Care Organization vertraglich verbunden sind. Der Primärarzt ist dabei am unternehmerischen Risiko der MCO beteiligt, indem er einen Teil des Gewinns erhält, wenn die tatsächlichen Gesamtkosten (einschließlich der Kosten für Facharztbehandlung und die Inanspruchnahme stationärer Versorgung) der Versorgung seiner Patienten unter den prognostizierten Gesamtkosten liegen. Meist hat er bei Überschreitung des erwarteten Kosten auch einen Teil des Verlusts zu tragen.

---

[76] S. Neipp S. 65 - 67.

3.2.1.2 Network-Model

Eine[77] etwas stärkere Marktstellung haben die Ärzte in Managed-Care Organisationen des Network-Models. Hier schließen sich selbständige Ärzte in Gruppenpraxen zusammen, die sich wiederum den Versicherungsunternehmen als Vertragspartner anbieten. Das Versicherungsunternehmen hat auch hier den Vorteil geringer Initiierungskosten, weshalb diese Organisationsform oft in weitläufigeren geographischen Regionen gewählt wird. Die vollständige geographische Abdeckung eines größeren Agglomerationsraums ist für US-amerikanische Versicherer unabdingbar, da sie in der Regel Gruppenversicherungs-Verträge mit Arbeitgebern abschließen und damit auch allen Arbeitnehmern dieses Unternehmens wohnortnahe ärztliche Versorgung bieten müssen. In weniger dicht besiedelten Gebieten verfügen die einzelnen Ärzte über eine manchmal erhebliche Verhandlungsmacht, zumal sie auch mit mehreren Versicherern kontrahieren können. Die Steuerungsmöglichkeiten der MCO sind gering.

3.2.1.3 Individual Practice Organizations

Die[78] Individual Practice Organizations (IPA) sind Netzwerke freiberuflicher Ärzte, die gegenüber neuen Mitgliedern nicht geschlossen sind. Grundsätzlich kann jeder Arzt, der gewisse Qualitätskriterien erfüllt, beitreten. Die Vergütung erfolgt seitens des Versicherers meist mit einer Kopfpauschale, im Innenverhältnis kann nach Einzelleistungen oder Patientenzahl abgerechnet werden. Vorteile für den Versicherer sind die indirekte Vertragsbeziehung zu den Ärzten, auf deren Organisation Teile des Verwaltungsaufwandes abgewälzt werden können. Der Initiierungsaufwand ist ähnlich gering wie beim Primary Care Network, weshalb ein flächendeckendes Angebot verhältnismäßig leicht aufgebaut werden. Der Steuerungsgrad variiert, je nachdem ob die Initiative zur Gründung von einer Versicherung ausgegangen ist oder von den Ärzten selbst. Im ersteren Fall wird der Kostenträger eine größere Rolle spielen und eher Vorgaben machen können, als wenn sich die Ärzte aus eigenem Antrieb zusammengeschlossen haben, oft, um der steigenden Verhandlungsmacht der Versicherer mit MC-Plä-

---

[77] S. Baumann/Stock: Managed Care, 1996, S. 62.
[78] S. Neipp S. 67 - 69, s. Hildebrandt/Domedey/Fuchs: Health Maintenance Organizations in den USA, Die Betriebskrankenkasse (1995) H. 12, S. 725, s. Baumann/Stock S. 61 f.

44

nen entgegenzutreten. Im letzteren Fall sind die Kontrollmöglichkeiten und die Möglichkeit zu Behandlungsvorgaben seitens des Versicherers auch hier gering, was diese Form des Zusammenschlusses andererseits auch für viele Ärzte attraktiv macht

3.2.1.4 Prepaid Group Practice

Die[79] Prepaid Group Practice (PGP) ist wie eine Individual Practice Organizations organisiert, die angeschlossenen Ärzte behandeln jedoch ausschließlich Versicherte des Managed-Care-Plans Einer Versicherung. Dieser fällt es dadurch leichter, Behandlungsvorgaben durchzusetzen, nicht zuletzt, weil sich der Arzt nicht mit den Behandlungsvorgaben und Abrechnungsmodi unterschiedlicher Anbieter auseinandersetzen muß. Auch können Teile des Verwaltungsaufwandes zentral für alle Ärzte durch den Versicherer erbracht werden.

3.2.1.5 Staff-Model HMO

In[80] diesem Prototyp der Managed-Care-Versorgung werden die Versicherten in Gruppenpraxen und eigenen Krankenhäusern durch angestellte Ärzte und andere Leistungsersteller versorgt. Die Leistungsersteller sind weisungsgebunden. Durch am Erfolg des Health-Maintenance-Unternehmens orientierte Lohnbestandteile ist die ökonomische Zielfunktion der Ärzte mit der ihres Arbeitgebers weitgehend kongruent. Angebotsinduzierte Nachfrage tritt in diesem Modell nicht auf, dafür besteht ein erheblicher Anreiz, den Versicherten Leistungen vorzuenthalten, was einen entsprechenden Bedarf an interner und externer Kontrolle induziert. Dieser Widerspruch zwischen dem Gewinninteresse und der „Kundenzufriedenheit" konnte in den USA zumindest in den gewinnorientierten HMOs nicht zufriedenstellend aufgelöst werden, weshalb diese Organisationsform dort nicht sehr beliebt ist. In den selteneren nicht gewinnorientierten HMOs stellt sich dieses Problem nicht in dem genannten Umfang dar. Es ist in den USA allerdings schwierig, Ärzte für eine HMO zu rekrutieren. Ärzte dort tauschen ihren freiberuflichen Status ausgesprochen ungern gegen ein Angestelltenverhältnis ein. Konventionelle Krankenhäuser arbeiten deshalb überwie-

---

[79] S. Baumann/Stock S. 61.
[80] S. Neipp S. 65, s. Baumann/Stock S. 60 f.

gend mit Belegärzten. Der Kapitalbedarf bei der Initiierung einer solchen HMO ist immens. Zudem ist das Staff Model nur für die klassischen medizinischen Fächer anwendbar. Weniger häufig gebrauchte Ressourcen werden bei der begrenzten Anzahl der potentiellen Patienten nicht ausgelastet und müssen hinzugekauft werden.

3.2.2 Zusammenfassung

Die verschiedenen Formen der HMO unterscheiden sich also vor allem in fünf Punkten:

Ort der Leistungserbringung: Zentral in einer oder mehreren Gruppenpraxen oder dezentral, jedenfalls was die Versorgung mit Primärleistungen betrifft.

Arzthonorierung: Durch Festgehalt oder Pauschal nach Patientenzahl. Dazu kommen verschiedene Formen der Gewinn- und Verlustbeteiligung.

Trägerschaft: Durch eine Versicherung oder Vereinbarung einer Gruppe von Leistungserbringern, die mit einer Versicherung kontrahiert.

Sonderleistungen: Facharzt- und Krankenhausleistungen können innerhalb des Systems erbracht werden oder extern hinzugekauft werden.

Initiierungsaufwand: Entweder Aufbau einer neuen Infrastruktur oder Rückgriff auf bestehende Angebote. Im ersten Fall eröffnet sich ein ungleich größeres Rationalisierungspotential, im letzteren Fall sind Änderungen im Verhalten der Leistungserbringer schwieriger zu bewirken, wegen der niedrigeren Aufbaukosten können allerdings auch geringere absolute Einsparungen als Erfolg angesehen werden. Diese Alternativen unterscheiden sich vor allem auch hinsichtlich des notwendigen Zeithorizontes.

46

Aus diesen Determinanten ergeben sich verschieden große Steuerungsmöglichkeiten, die in Abbildung 1 anhand der Variablen *Einfluß auf den Leistungserbringer* und *Einfluß auf Versicherte* dargestellt sind.

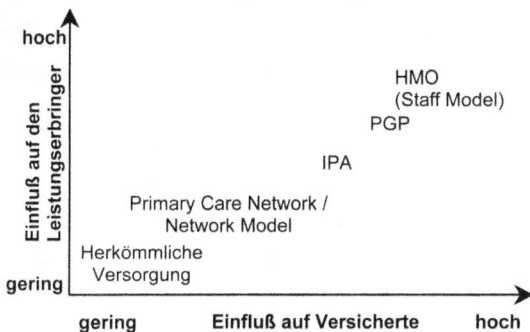

Abbildung 1:
Steuerungsintensität einiger Organisationsformen des Managed Care.[1]

Die Staff-Model-HMO verfügt über die höchste Steuerungskompetenz.

3.2.3 Erfahrungen in den USA

In den Vereinigten Staaten erhalten von den etwas über 61 Prozent überhaupt gegen Krankheitskosten Versicherten[81] heute 85 Prozent der erwerbstätigen Bevölkerung ihre Krankenversorgung im Rahmen eines Managed-Care-Plans,[82] was der Bundesgesetzgeber seit Anfang der 70er Jahre mit Zuschüssen, Darlehen und Bürgschaften massiv unterstützt hat.[83] Dennoch dauerte es noch ein Jahrzehnt, bis das eigentliche Wachstum der MCOs einsetzte. Für Versicherte im Rahmen des *Medicare*-Programms für Ältere, Empfänger von Leistungen aus der Sozialversicherung, einige Gruppen chronisch Kranker sowie Bundesbediensteter[84] ist eine Absicherung über eine MCO die einzige Möglichkeit, sich mit einer auch im Krankheitsfall gleichbleibenden Kostenbelastung zu versichern – in anderen Systemen werden oft hohe Zuzahlungen zu den Behandlungskosten erhoben. Bedingt durch das amerikanische Absicherungssystem, nach dem die Krankheitskostenversicherung durch den Arbeitgeber entweder

---

[81] Zahlen von 1995, s. Sattler: Public Policy and Private Forces, 1999, S. 10.
[82] S. ebd. S. 123.
[83] S. Kruse: Das Krankenversicherungssystem der USA, 1997, S. 63.
[84] S. ebd., S. 27.

freiwillig oder auf gewerkschaftlichen Druck hin angeboten wird, spiegelt dies allerdings nicht unbedingt die Präferenzen der Versicherten wieder.

Bei der Einführung von MCOs konnten zunächst recht hohe Rationalisierungserlöse erzielt werden. Besonders die Einführung klinischer Informationssysteme, auf die alle behandelnden Ärzte Zugriff haben, boten neben Verbesserungen im betriebsorganisatorischen Ablauf ein hohes Einsparpotential. Nicht zuletzt konnten die Aufwendungen für das ärztliche Personal je nach Organisationsstruktur entweder durch Festanstellung oder die gestärkte Nachfragemacht verringert werden. Heute steigen die Kosten allerdings wieder rascher, als neue Rationalisierungsmöglichkeiten aufgetan werden.[85] Die MCOs scheinen mit ihren betriebswirtschaftlichen Möglichkeiten zunächst an ihre Grenzen gekommen zu sein. So liegt der Bedarf an Neuinvestitionen bei der Medizintechnik in MCOs heute nicht niedriger als bei den konventionellen Versorgungsformen.[86] Newhouse et alt.[87] vergleichen im Rahmen des Rand Health Insurance Project[88] in den Jahren 1976 - 1981 die Zuwachsraten der Prämien für HMOs und den Durchschnittswerten konventioneller Versicherungsformen. HMOs weisen hier ähnliche Kostensteigerungsraten wie die konventionellen Versicherungsformen auf,[89] allerdings von einem wohl um 25 Prozent[90] niedrigeren Ausgangsniveau.

Besonderen Einfluß auf die Ausgabenreduzierung hatte eine im Vergleich zur Versorgung in Einzelpraxen um rund 40 Prozent niedrigere Hospitalisierungsrate,[91] zudem ist die Aufenthaltsdauer im Krankenhaus gewöhnlich um 2 bis 29 Prozent kürzer.[92] Es ist wohl davon auszugehen, daß diese Leistungen größtenteils durch ambulante Versorgung substituiert worden sind, zumal diese

---

[85] Sattler S. 127.
[86] S. BfAi: US-Gesundheitswesen wieder vor einem Kostenanstieg, 1998.
[87] Zit. n. Baumann/Stock S. 88 Anm. 66.
[88] Für eine Zusammenfassende Darstellung der Untersuchung s. Baumann/Stock 175 -178.
[89] Zum gleichen Ergebnis kommt Luft: Health Maintenance Organizations, 1981.
[90] So das Ergebnis im Rand Health Insurance Experiment.
[91] S. Greenfield et alt.: Variations in Resource Utilization Among Medical Specialities and Systems of Care, Journal of the American Medical Association; 269 (1992) H. 3.
[92] S. Miller/Luft: Managed Care Plan Performance since 1980, Journal of the American Medical Association; 271 (1994) S. 1514, zit n. Baumann/Stock S. 78

in einem etwas größerem Umfang als im konventionellen System in Anspruch genommen wurde.[93]

Der Heilungserfolg ist in MC-Organisationen durchweg besser als im herkömmlichen System. In einer Analyse aller verfügbaren Arbeiten zur Qualität in US-amerikanischen MCOs ermitteln Cunningham und Williamson[94], daß der festgestellte Heilungserfolg in MC-Strukturen in keiner der herangezogenen 27 Studien schlechter ist, als in der herkömmlichen Versorgung. In 19 der Untersuchungen werden im gelenkten System bessere Heilungserfolge festgestellt. Dieser Befund gilt für medizinische Studien im engeren Sinne und für die Ergebnisse aus Patientenbefragungen gleichermaßen. Die Patienten konsumieren in der gelenkten Versorgung mehr präventive Leistungen, deren Umfang mit dem Integrationsgrad steigt, also werden von Versicherten in HMOs etwa mehr präventive Leistungen Anspruch genommen als von solchen Versicherten, die in einer IPA versorgt werden.[95] Bei sozial benachteiligten Gruppen fällt der qualitative Vorsprung der MC-Versorgung stärker ins Gewicht als bei anderen Gruppen, bei denen er kaum signifikant ist. Neuere vergleichende Untersuchungen zwischen den verschiedenen MC-Formen liegen nicht vor. Konnte für die Frühzeit der HMOs nachgewiesen werden, daß in einer Staff-Model-HMO bessere Ergebnisse erzielt wurden als in IPAs oder einem Network-Model, so gilt das seit den späten 80er Jahren nicht mehr.[96] Allerdings lassen sich heute kaum mehr „reine" Formen der Leistungserbringung finden, deren Ergebnisse analysiert werden könnten. Zudem werden auch in der konventionellen Versorgung in den USA zunehmend Managed Care-Instrumente angewandt.

Die Zufriedenheit der Versicherten steht zu diesen objektiven Ergebnissen in einem bemerkenswerten Kontrast. Dazu mögen immer wieder neu aufgelegte Horror-Stories über vorenthaltene lebenswichtige Leistungen beitragen, die regelmäßig durch die Presse gehen.[97] Ob die Mißstände ein Auswuchs des MC-

---

[93] S. Baumann/Stock S. 80.
[94] S. Cunningham/Williamson: How Does the Quality of Health Care in HMOs Compare to that in Other Settings?, The Group Health Journal; 1 (1980) S. A.1262 f.
[95] S. Baumann/Stock S. 100.
[96] S. Miller/Luft S. 1518, zit. n. Baumann/Stock S. 86.
[97] S. Fuhr: US-Präsident Clinton scheitert bei dem Versuch, die Rechte von Managed-Care-Patienten zu verbessern, Ärzte Zeitung vom 20. 10. 1998.

Systems sind oder eine unangemessene Einschätzung des Arztes wiedergeben, bleibt offen. In Kalifornien versucht der Gesetzgeber dieses Problem durch die Einführung einer unabhängigen Zweitmeinungsinstanz zu beheben; Behandlungen, die dieser neutrale Gutachter für notwendig erachtet, hat die MCO stets zu gewähren. Unabhängig vom Ergebnis trägt die Organisation auch die Kosten der Begutachtung.[98] Besonders unzufrieden sind im Vergleich zum System mit Einzelleistungsvergütung diejenigen Versicherten einer MCO, die dieser ohne eigene Entscheidungsmöglichkeit beigetreten sind, etwa weil seitens ihres Arbeitgebers keine andere Absicherungsmöglichkeit angeboten wurde.[99] Die Versicherten die diese Versorgungsform frei gewählt haben, sind insgesamt nicht weniger zufrieden als die Vergleichsgruppe konventionell Versicherter. Aber auch hier wird die Leistung der HMO in denjenigen Bereichen, die letztendlich die niedrigeren Beiträge ermöglichen, als schlechter empfunden: Bei der zurückhaltenderen Vergabe von Terminen für Arztbesuche und der schlechteren Zugänglichkeit von Spezialisten und Krankenhäusern. Erstaunlicherweise kommt man im Rand Health Insurance Experiment zu dem Ergebnis, daß eine Untergruppe der Versicherten, die innerhalb des HMO-Systems einen signifikant besseren Gesundheitszustand erzielen, mit dem System besonders unzufrieden sind. Es ist dies die Gruppe derjenigen Versicherten, die beim Eintritt einen schlechten Gesundheitszustand bei einem hohen Einkommen hatten. Hier wurden offensichtlich keine medizinisch notwendigen Leistungen vorenthalten,[100] doch wird von Versicherten dieser Gruppe anscheinend die größere Wahlmöglichkeit des herkömmlichen Systems vermißt.

3.3 HMOs in der Schweiz – Marke „Armbrust"

In der Schweiz arbeiten HMOs seit 1990.[101] Bis auf eine einzige[102] entsprechen sie in ihrer Organisationsstruktur den klassischen Staff-Model-HMOs der USA,

---

[98] S. Rosenblatt: The Power of Choice, Los Angeles Times vom 25. 9. 2000.
[99] S. Baumann/Stock S. 97 - 99.
[100] S. Sommer: Health Maintenance Organizations, 1992, S. 99.
[101] Neben der Einführung von HMOs hat das Schweizer Gesundheitssystem in den letzten Jahre große Veränderungen erlebt. Für eine Übersicht über den aktuellen Stand und Reformvorhaben verschiedenster Art in den Kantonen s. Maag: New Public Management (NPM) im Gesundheitswesen, 2000. Für Perspektiven zur Weiterentwicklung des Schweizer

die während der Einführungsphase in ihrer an Schweizer Verhältnisse ange-
paßten Form als *HMO Marke Armbrust* diskutiert wurden.[103] Gründer und Träger sind überwiegend einzelne Krankenkassen oder Zusammenschlüsse von
Krankenkassen. Daneben sind Hausarztmodelle rasch auf dem Vormarsch, die
durch die Nutzung der vorhandenen Infrastruktur niedrigeren Investitionsauf-
wand erfordern. Etwa 35 Prozent der Schweizer Bevölkerung hatten 1999 Zugang zu einem solchen Managed-Care-Modell. Von dieser Bevölkerungsgruppe
sind etwa 20 Prozent dieser Versorgungsform beigetreten. Damit sind um 7 Prozent der Gesamtbevölkerung entweder in einer HMO oder in einem Hausarztsystem[104] versichert.[105] Die Einführung der HMOs war in der Schweiz durch einige
Besonderheiten im Versicherungssystem erleichtert. So gibt es in der Schweiz
kein einheitliches Krankenversicherungssystem, obgleich rund 98 Prozent der
Bevölkerung in einer staatlich subventionierten Krankenversicherung
abgesichert sind.[106] Der Selbstverwaltungsgrad der Kassen ist hoch, sie sind
nicht gewinnorientiert und haben gewisse Mindestvorschriften hinsichtlich des
Leistungsumfangs und der Kontrahierungspflicht zu Versicherten zu erfüllen.
Im Gegenzug erhalten sie Subventionen des Bundes. Erst seit 1996 besteht für
die Bürger Versicherungspflicht für einen Grundleistungskatalog, der um

---

Gesundheitssystems insgesamt aus der Sicht verschiedener Entscheidungsträger in Übersicht
s. Biedermann: Krankenversicherung und Gesundheitswesen - wie weiter?, 1999.

[102] In jeder Hinsicht untypische, deren ärztlicher Initiator der Nestor der schweizer HMOn
Felix Huber ist, s. o. V.: „Mr. HMO" selbständig, Tages-Anzeiger vom 7. 11. 1997.

[103] S. Sommer: Neue Versicherungsformen im schweizerischen Krankenversicherungssystem,
1988, S. 380. Es handelt sich hierbei um das Modell der IGAK (Interessengemeinschaft für
alternative Krankenversicherungs-Modelle).

[104] Hausarztsysteme überwiegend nach dem *Modell Schmid,* das eng an das Konzept einer
Preferred Provider Organization angelehnt ist. Es handelt sich dabei um eine Form des
Network Model, bei dem im Innenverhältnis nach Einzelleistungen abgerechnet wird. Die
geringeren Beiträge der Versicherten ergeben sich aus Preisabschlägen, die die beteiligten
Ärzte gewähren. Ansonsten ist der Innovationsgrad der PPO gering, es handelt sich wohl
vielmehr um einen letzten Versuch der Ärzteschaft, die beliebte Einzelleistungsvergütung
beizubehalten (s. Amelung/Schumacher: Managed Care, 1999, S. 26 f., s. Sommer: Managed
Care in der Schweiz, 1997, S. 224.). Sofern nichts anderes angegeben ist, beschränken wir uns
im allerdings folgenden auf die Betrachtung der HMO.

[105] S. Indra: Krankenversicherung in der Schweiz 1911 bis heute, 2000, S. 43 f.

[106] S. Sommer: Neue Versicherungsformen im schweizerischen Krankenversicherungssystem,
1988, S. 373.

Wahlleistungen ergänzt werden kann. Diese beiden Versicherungskomponenten sind vom Versicherer in wirtschaftlich getrennten Bereichen zu erbringen. Die Beiträge werden, mit wenigen Ausnahmen, pro Kopf erhoben, das heißt, jeder zahlt die gleiche Summe als Beitrag. Sozial Bedürftige erhalten gegebenenfalls durch den Kanton einen Zuschuß zu den Beiträgen. Zwischen den Kassen findet ein Risikostrukturausgleich statt.[107]

Unter den Kassen der konventionellen Versorgung besteht traditionell kein nennenswerter Wettbewerb, zumal ein Kassenwechsel durch Gesundheitsprüfungen seitens der aufnehmenden Kasse erschwert ist.[108] Die Versicherten erhalten durch geringere Beiträge Anreize zum Übertritt in die HMO-Versorgung. Diese Reduktion kommt ihnen voll zugute, da ein Arbeitgeberanteil zu den Beiträgen nur selten angetroffen wird. Sie erreicht eine Größenordnung von 15 bis 20 Prozent,[109] was zusammen mit Eigenanteilen an den Leistungen, die in der Schweiz eine recht bedeutende Höhe annehmen können, einen Kostenvorteil für die Versicherten von etwa 30 Prozent ausmacht. Die Versicherer erzielten ein allenfalls geringfügig besseres Ergebnis.[110] Die Versicherten binden sich jeweils ein Jahr an die Versorgung in der HMO; es ist sichergestellt, daß sie jährlich ohne Gesundheitsprüfung in die konventionelle Versorgung zurückwechseln können.[111] HMO-Verträge lassen sich wegen der notwendigen Versichertenunterlage nur in den Städten erfolgversprechend anbieten. Auf dem Lande favorisieren die Versicherer Hausarztsysteme.

3.3.1 Erfahrungen

Die genaue Berechnung des Effizienzvorteils der HMOs fällt schwer, besonders, weil die Gründungskosten noch nicht abgeschrieben sind. Zudem werden die erbrachten Leistungen ja nicht einzeln verrechnet, sondern gehen überwiegend in die Gemeinkosten ein. Hilfsweise werden zur Ermittlung des Ergebnisses die Betriebskosten der HMO zuzüglich der hinzugekauften externen Leistungen

---

[107] S. Indra S. 27 - 31.
[108] S. Sommer: Versicherungsformen S. 384 f.
[109] Was den gesetzlich höchstzulässigen Satz für den Beitragsnachlaß darstellt, s. Huber-Stemich et alt.: Sechs Jahre HMO Zürich-Wiedikon, Ars medici; 13 (1996).
[110] S. Baur: Evaluation Neuer Formen der Krankenversicherung, 1998.
[111] S. Sommer: Versorgungsformen S. 380 f.

herangezogen; diese Kennzahl ist allerdings stark von dem Auslastungsgrad der HMO abhängig, der zu Beginn des Betriebs oft geringer ist.

Wie auch in ähnlich gelagerten Fällen andernorts ist auch in der Schweiz festzustellen, daß eher gesunde Versicherte die Versorgungsart wechseln. Die Risikostruktur des Versichertenkollektivs läßt sich aus den vorhandenen Daten nicht eindeutig ermitteln, doch ergab eine Wechsleranalyse, daß etwa 21- bis 40jährige Wechsler in dem Jahr vor dem Übertritt in die HMO-Versicherung 40 Prozent weniger Gesundheitskosten verursachten als eine gleichaltrige Vergleichsgruppe, die in der konventionellen Versorgungsform verblieb. Auch bei den Austritten aus der HMO-Versicherung ist eine Tendenz zur Risikoentmischung erkennbar.[112] Die Ursachen für die Kosteneinsparungen liegen kaum in der Häufigkeit der Arztbesuche begründet; auch Fachärzte werden kaum weniger häufig aufgesucht. Besonders große Ausgabenunterschiede gibt es bei der Versorgung mit Arzneimitteln, durch die bei der HMO-Versorgung nur Kosten in Höhe von 40 Prozent jener der traditionell Versicherten verursacht. Etwa zehn Prozent der Einsparungen wurden hier durch die konsequente Verschreibung von Generika erzielt, daneben verfügt die HMO über weitergehende Möglichkeiten zur Überwachung der Compliance. Neu entwickelte Medikamente, die besonders kostenträchtig sind, wurden nicht signifikant weniger verschrieben als in der konventionellen Versorgung.[113] Wesentlich geringer ist die Hospitalisierungsquote, die, alters- und geschlechtsbereinigt, nur etwas über der Hälfte derjenigen der traditionellen Versicherung liegt.[114] Die Datenlage läßt allerdings offen, ob dies auf der günstigeren Risikostruktur beruht. Die HMOs selbst geben an, daß sie kaum Einfluß auf die Anzahl und Dauer der Krankenhausaufenthalte hätten. Die Auswirkungen klassischer Managed-Care-Instrumente wie der Verringerung von Doppeluntersuchungen sind noch nicht erhoben. Auf der qualitativen Seite sind keine signifikanten Unterschiede auszumachen, weder in den medizinischen Behandlungserfolgen noch in der Zufriedenheit der Versi-

---

[112] S. Clade: Managed Care und Hausarztmodell in der Bewährung, Deutsches Ärzteblatt; 96 (1999) S. A-1262 f.
[113] S. Huber-Stemich et alt.
[114] S. Baur, s. Huber-Stemich et alt. Tab. 3.

cherten.[115] Diese liegt für alle Versorgungsformen im europäischen Vergleich im unteren Mittelfeld.[116]

---

[115] S. Baur.
[116] S. Heimer/Steiner: Impulse für die deutsche Gesundheitspolitik, Prognos Trendletter; 11 (2000) S. 2.

4 Managed Care in Deutschland

In Deutschland fristet das Managed Care trotz verschiedener Probeläufe ein Schattendasein. Das war nicht immer so. In der Frühzeit der Krankenversicherung war die geführte Versorgung die Norm. Einige Relikte davon haben sich noch bewahrt, die in einer modernisierten Form ausbaufähig sein könnten.

4.1 Geschichte: Eigeneinrichtungen der Krankenversicherungen

Eigeneinrichtungen der Gesetzlichen Krankenversicherung spiegeln in geradezu idealer Weise den HMO-Gedanken wider. Angestelltes oder zumindest vertraglich eng gebundenes medizinisches Personal erbringt im Auftrag und unter weitgehender Weisungsbefugnis des Kostenträgers die Heilbehandlung. Eigeneinrichtungen können der direkten medizinischen Versorgung oder der Abgabe von Heil- und Hilfsmitteln dienen. Neben der zumindest theoretischen Möglichkeit zur Preissteuerung gaben sie den Kassen einen gründlichen Einblick in die Ertragslage der entsprechenden Unternehmensbereiche und verbessern dadurch ihre Verhandlungsposition gegenüber den Anbietern. Tatsächlich hatten die Eigeneinrichtungen in der Vergangenheit durchweg subsidiären Charakter und waren Notlösungen zur Erfüllung des gesetzlichen Leistungsauftrages.[117] Eigeneinrichtungen sind heute weitgehend bedeutungslos, es bestehen in Deutschland noch drei Brillenabgabestellen, einige durch Landesverbände betriebene Kurkrankenhäuser und ein einziges Ambulatorium, letzteres in Trägerschaft der AOK Berlin. Damit haben die Kassen eines ihrer wenigen Steuerungsinstrumente verloren. Gemäß aktueller Rechtslage dürfen die Krankenkassen die Anfang 1989 bestehenden Eigeneinrichtungen weiterbetreiben, neue Einrichtungen aber nur errichten, „soweit sie die Durchführung ihrer Aufgaben der Gesundheitsvorsorge und der Rehabilitation auf andere Weise nicht sicherstellen können."[118] Das wird bei dem gegenwärtigen Überangebot medizinischer Leistungserbringer, denen keine angemessene kaufkräftige Nachfrage gegenübersteht, kaum jemals gegeben sein. Trotz ihrer Verpflichtung zur Sicherstellung der Versorgung mit Sachleistungen sind die Handlungsparameter der Kas-

---

[117] Döhler: Historische und gesundheitspolitische Aspekte im Verhältnis zwischen medizinischer Profession und integriertem Versorgungssystem in Deutschland, 1988.

sen so auf die bloße Finanzverteilung reduziert worden. Dieser Prozeß ist nur im historischen Licht der Herausbildung des ärztlichen Berufsstandes zu verstehen.

4.2 Ursachen für den Verlust der Managed-Care-Strukturen

Zur Zeit der Verbreitung der Krankenversicherung in Deutschland in der zweiten Hälfte des 19. Jahrhunderts war der ärztliche Berufsstand als solcher noch keineswegs etabliert. Die materielle Absicherung des gewöhnlichen Arztes war eine unsichere, ebenso wie sein sozialer Status. Man denke nur an den Marburger Professor für Kameralwissenschaft Jung-Stilling, der Jahrzehntelang bis zu seinem Tode 1817 quasi ehrenamtlich als Augenarzt tätig war, für ihn ein reines Verlustgeschäft, das den ohnehin in desolaten finanziellen Verhältnissen lebenden dem Ruin noch näher brachte.[119] Die rasche Ausbreitung kausaler Behandlungsmethoden führte in der zweiten Jahrhunderthälfte zu einem raschen Ansteigen der Ärztezahlen[120] und damit zu einem Wettbewerb um die Patienten. Zudem erhielten die Krankenkassen nun rasch Zulauf, waren im Jahr 1885 noch 9,2 Prozent der Reichsbevölkerung Mitglied einer Kasse, stieg die Zahl bis 1910 auf 19,9 Prozent. Durch die große Zahl der mitversicherten Familienangehörigen wurde die Hälfte der Reichsbevölkerung von dem Versicherungsschutz umfaßt. Die Nachfragemacht der Kassen war enorm geworden, bei rund 90 Prozent der niedergelassenen Ärzte war der Anteil des Behandlungsvolumens als Kassenarzt auf drei Viertel aller Behandlungen gestiegen.[121] Damit hatten die Krankenkassen einen großen Preissetzungsspielraum, zumal sie selbst die Anzahl der kontrahierten Ärzte festlegen konnten. Es ging hier also um die Alternative „Kassenarztsystem" oder „System der freien Arztwahl". Ein Gesetzentwurf von 1882 stellte die Form in das Belieben der jeweiligen Krankenkasse. Diesem Entwurf versagten die konservativen Gruppen im Reichstag ihre Zustimmung. Bis zum Jahr 1913 waren die Konflikte so weit gediehen, daß die Ärzteschaft zu einem Kassenarztstreik aufrief. Dieser wurde durch einen Kompromißvorschlag der Reichsregierung gerade noch abgewendet, und in diesem *Berliner Abkom-*

---

[118] § 140 SGB V.
[119] S. Lück: Johann Heinrich Jung-Stilling, 1990, S. 32 f.
[120] Um 60 Prozent allein in den Jahren 1887 bis 1898, s. Döhler S. 50.
[121] Ebd. S. 49 f.

men der Grundstein zu einer gemeinsamen Selbstverwaltung der Angelegenheiten von Kassen und Ärzteschaft gelegt. So wurde etwa die Zahl der Kassenärzte festgelegt und deren Auswahl einem gemeinsamen Ausschuß von Ärzten und Kassenvertretern übertragen.[122] Der Rest der Entwicklung ist ein Kampf der Interessengruppen. In rückschauender Betrachtung stand der Gewinner fest: Die Ärzteschaft hatte die besseren Möglichkeiten zur Selbstorganisation.

In der Nachkriegszeit wurde das Behandlungsmonopol der freiberuflichen Ärzte auch politisch fixiert und, in der Reichsversicherungsordnung verankert, den Kassenärztlichen Vereinigungen zugewiesen. Es gelang der niedergelassenen Ärzteschaft sogar, eine strikte Trennung zwischen ambulanter und stationärer Krankenbehandlung festzuschreiben und die fachlich gebundene Einzelpraxis als ausschließliche Norm einzuführen. Kooperative Organisationsformen sind bis heute kaum noch vorgesehen, fächerübergreifend stellen sich dem kooperationswilligen Arzt fast unüberwindliche Hindernisse entgegen. Dabei ist das Rationalisierungspotential hier evident: Bessere Auslastungsmöglichkeiten von Gerät, Hilfspersonal und Räumen liegen auf der Hand. Kooperative Organisationsformen ambulanter ärztlicher Tätigkeit sind heute besonders durch das Standesrecht stark eingeschränkt,[123] indem die Ausübung ambulanter ärztlicher Tätigkeit außerhalb von Krankenhäusern an die Niederlassung in eigener Praxis gebunden ist[124] oder an die Mitarbeit bei einem niedergelassenen Arzt unter dessen unmittelbarer Leitung[125]. Hinsichtlich der Zulässigkeit der Versorgung mit Hilfs- und Heilmitteln durch den Kostenträger wird heute vor allem auch das Wettbewerbsrecht sowie die Berufsfreiheit nach Art. 12 GG herangezogen.

---

[122] S. Töns: Hundert Jahre Gesetzliche Krankenversicherung im Blick der Ortskrankenkassen, 1983, S. 71 - 74.

[123] Wir beziehen uns im folgenden auf die *Musterberufsordnung für die deutschen Ärztinnen und Ärzte (MBO-Ä)* i. d. F. des 100. Deutschen Ärztetages in Eisenach. Diese Musterberufsordnung enthält alle wesentlichen Regelungen zum Berufsrecht, hat allerdings keinen rechtsverbindlichen Charakter, der nur den Berufsordnungen in den Ländern zukommt. Sie dient als Richtlinie zur Einheitlichkeit der Berufspflichten und Standesregeln (s. Helmich: Die Gestaltung substitutiver privater Krankenversicherungsprodukte vor dem Hintergrund der Ausgabenentwicklung im Gesundheitswesen, 2000, S. 221 Anm. 509) und ist in so fern beispielhaft.

[124] § 17 Abs. 1 MBO-Ä 97.

[125] Ebd. § 19.

Noch 1981 entschied der BGH,[126] die Einrichtung einer Abgabestelle für Brillen stehe im Gegensatz zur Berufsfreiheit eines Augenoptikers nach Art. 12 GG, verstoße nach § 1 GWB gegen die guten Sitten, da diese Einrichtung gesetzlich nicht geboten sei und die Kasse daher gehindert sei, in diesem Bereich tätig zu werden.[127] Im Rahmen der zunehmend effektiveren Interessenvertretung der Ärzteschaft ist in neuerer Zeit die Tendenz zu beobachten, auch Leistungen der Heilberufe wettbewerbs- und kartellrechtlicher Gesetzgebung zu unterstellen.

4.3 Managed Care in der gesetzlichen Unfallversicherung

Erhalten haben sich Managed-Care-Strukturen in geradezu idealtypischer Weise bei der Gesetzlichen Unfallversicherung. Ihre Hauptinstrumente sind eine starke obligatorische Patientenlenkung durch Vertrauensärzte und eine im Vergleich zur GKV deutlich ausgebaute Kosten- und Qualitätskontrolle der medizinischen Leistungen. Darüber hinaus dürfen die Unfallversicherungsträger auch eigene Kliniken und andere Eigeneinrichtungen betreiben. In diesem Teilbereich nimmt die Leistungserbringung HMO-ähnliche Formen an, zudem verfügt die GUV über einen starken Einfluß bei Präventionsmaßnahmen in den Betrieben. Für diese Aufgaben werden etwa sechs Prozent der Gesamtaufwendungen eingesetzt. Einen besonders starken Einfluß bei der Prävention haben die Unfall-versicherungsträger durch die Möglichkeit, als autonomes Recht Unfallverhü-tungsvorschriften zu erlassen,[128] deren Einhaltung sie auch kontrollieren. Als Anreiz für den Unternehmer zur Unfallverhütung sanktionieren die gewerbli-chen Berufsgenossenschaften Unternehmen, die im Vergleich besonders un-fallträchtig sind, durch höhere Beiträge und besonders „sichere" Unternehmen durch Beitragsnachlaß.[129] Die Tätigkeit überschneidet sich dabei mit den Aufga-ben der Gewerbeaufsicht.[130] Bei Gefahr im Verzuge können sofort vollziehbare Anordnungen getroffen werden, die über die geltenden Unfallverhütungsvor-

---

[126] BGH, 1. Zivilsenat, Urteil vom 18. 12. 1981, Az. I ZR 116/80.
[127] § 30 Abs. 1 SGB IV „Die Versicherungsträger dürfen nur Geschäfte zur Erfüllung ihrer gesetzlich vorgeschriebenen oder zugelassenen Aufgaben führen".
[128] § 15 Abs. 1 SGV VII.
[129] § 162 Abs. 1 - 2 SGB VII.
[130] Geregelt in der Allgemeinen Verwaltungsvorschrift vom 28. 11. 1977, Bundesanzeiger Nr. 225.

schriften hinausgehen.[131] Außerdem haben die Träger der Gesetzlichen Unfall-versicherung sicherzustellen, daß für Betriebsunfälle von Unternehmerseite für eine wirksame Erste Hilfe gesorgt ist.[132]

Anders als die Gesetzliche Krankenversicherung ist die Unfallversiche-rung bei ihrer Heilbehandlung nicht auf das Maß des Notwendigen beschränkt, sondern der

> Unfallversicherungsträger hat *mit allen geeigneten Mitteln* mög-lichst frühzeitig [...] den durch den Versicherungsfall eingetretenen Gesundheitsschaden zu beseitigen oder zu bessern, seine Ver-schlimmerung zu verhüten und seine Folgen zu mildern.[133]

Grundsätzlich werden Sachleistungen erbracht. Zugleich ist der Unfallversiche-rungsträger für die berufliche Wiedereingliederung eines Unfallopfers zuständig und zahlt bei Arbeitsunfähigkeit oder Minderung der Erwerbsfähigkeit Renten. Heilbehandlung und Rehabilitation haben dabei Vorrang vor Renten-zahlungen.[134] Dieser Vorrang kann auch gegen den Willen des Verletzten durch-gesetzt werden, der verpflichtet ist, sich ärztlich behandeln zu lassen und die Durchführung ärztlicher Maßnahmen nicht zu verweigern.[135] Selbstverständlich muß gegenüber dem Interesse des Versicherten abgewogen werden, so müssen gefährliche Operationen nicht unbedingt hingenommen werden. Der behan-delnde Arzt hat mangelnde Mitwirkung des Patienten oder vollständige Verwei-gerung der Behandlung dem Unfallversicherungsträger sofort zu melden.[136]

4.3.1 Der Lenkungsmechnismus

Die Heilbehandlung eines Unfallverletzten ist stark gelenkt. Nach der innerbe-trieblichen Ersten Hilfe durch ausgebildete Laien ist der Verletzte bestimmten Ärzten vorzustellen, die Gatekeeperfunktion erfüllen. Dafür können die Unfall-

---

[131] § 19 Abs. 2 SGB VII.

[132] § 15 Abs. 1 Nr. 5 SGB VII.

[133] § 26 Abs. 2 Nr. 1 SGB VII (kursiv von uns), vgl. Stalfort: Der Schutz von Unfallopfern in der Sozialversicherung in Deutschland und in den Niederlanden, 1993, S. 42.

[134] § 26 Abs. 5 SGB VII.

[135] Vgl. BSG Urteil 2. Senat vom 9. 12. 1964, Az 2 RU 147/61.

[136] Vertrag Ärzte/Unfallversicherungsträger § 16.

versicherungsträger „besondere Verfahren für die Heilbehandlung vorsehen"[137], die die Wahl des aufzusuchenden Ärzte vorschreiben: Das Durchgangsarztverfahren als Regelfall, das H-Arztverfahren, dies ist ein vereinfachtes Verfahren für mittelschwere Fälle, sowie das Verletzungsartenverfahren für besonders schwere Fälle.

Das Durchgangsarztverfahren ist das in praxi bedeutendste. Die Unfallversicherungsträger benennen eine begrenzte Zahl von Durchgangsärzten, die bestimmte Qualifikationen hinsichtlich ihrer Ausbildung und Praxisausstattung erfüllen, so etwa eine zweijährige Erfahrung bei der Behandlung Unfallverletzter oder die Bereitstellung eines Operationsraums. Nach jedem Arbeitsunfall, der ärztliche Behandlung nach sich zieht, ist der Verletzte dem Durchgangsarzt vorzustellen. Unter den Durchgangsärzten kann grundsätzlich frei gewählt werden. Der Durchgangsarzt erstattet dem Unfallversicherungsträger Bericht über die Behandlung, entscheidet über die Arbeitsfähigkeit des Patienten und leitet eine Heilbehandlung ein. Gravierendere Verletzungen behandelt er selbst, leichtere Fälle überweist er an einen Arzt nach Wahl des Versicherten. Die Zielvorgaben der Unfallversicherungsträger gehen von 80 Prozent weiterzuüberweisenden Fällen aus und 20 Prozent schwereren, die der Durchgangsarzt selbst behandelt. Auch den Heilungsverlauf der weiterüberwiesenen Patienten überwacht der Durchgangsart persönlich, er setzt regelmäßige Nachschautermine fest und berichtet dem Unfallversicherungsträger über den Fortgang der Heilung und allfällige Komplikationen.[138] Damit ist es dem Leistungsträger möglich, jederzeit steuernd in das Heilverfahren einzugreifen.

Das H-Arztverfahren ist das „kleine" Durchgangsarztverfahren. Die Anforderungen an den Arzt sind geringer, auch er darf mittelschwere Fälle selbst behandeln, die in einer abschließenden Liste

---

[137] § 34 Abs. 1 Satz 3 SGB VII.
[138] Ebd. Vertrag § 29.

festgelegt sind. Die heutige Bezeichnung ist die Kurzform von „Hilfs-Arzt", der bestellt wurde, um ländliche Gebiete mit Vertragsärzten der GUV abzudecken. Sein Weiterbestehen verdankt er Verhandlungskompromissen in den Verträgen der GUV mit der Kassenärztlichen Bundesvereinigung,[139] daneben wird auch der Forderung aus § 34 Abs. 2 SGB VII entsprochen, gemäß der Ärzte, die sich zur Erfüllung bestimmter fachlicher und sächlicher Voraussetzungen bereit erklären, an der Versorgung zu beteiligen sind. Der GUV wird hier von Gesetzgeber eine eingeschränkte Kontrahierungspflicht auferlegt.

Das Verletzungsartenverfahren regelt die Einweisung besonders schwer Verunfallter in ein von dem Unfallversicherungsträger zugelassenes Krankenhaus.[140] Die Verletzungsarten sind in einem Katalog abschließend benannt.[141] In Krankenhaus entscheidet wieder ein Durchgangsarzt über die weitere Behandlung. An die zugelassenen Krankenhäuser werden besondere Anforderungen an die Qualifikation der Ärzte und die sächliche Ausstattung gestellt. Außerdem muß die Zahl der stationär behandelten Schwerverletzten so groß sein, daß die Ärzte fortlaufend unfallmedizinische Erfahrungen sammeln; die erforderliche Zahl bewegt sich in der Größenordnung um 50 Patienten pro Jahr.[142] Als Eigenbetriebe unterhalten die Unfallversicherungsträger einige wenige Spezialstationen an Krankenhäusern und auch eigene Unfallkrankenhäuser.[143]

Berufshilfemaßnahmen fallen ebenfalls in den Leistungsbereich der GUV. Sie umfassen auch die Kostenträgerschaft etwa für Hilfen zur Erhaltung und Erlangung eines Arbeitsplatzes, Arbeitserprobung und berufliche Umschulungen. Da es sich um den gleichen Kostenträger handelt, werden diese Maßnahmen zu-

---

[139] Vgl. Tätigkeitsbericht der Kassenärztlichen Bundesvereinigung 2000 Kap. IV B.
[140] Vertrag Ärzte/Unfallversicherungsträger § 37 I.
[141] S. Anhang 1 zum Vertrag Ärzte/Unfallversicherungsträger.
[142] S. Platz et alt.: Die gesetzliche Unfallversicherung in der betrieblichen Praxis, 1989, S. 71.
[143] S. ebd., S. 72.

mindest von den gewerblichen Unfallversicherungträgern, meist Berufsgenossenschaften, satzungsgemäß bereits während der Heilbehandlung eingeleitet, um einen nahtlosen Übergang zu ermöglichen. Zu diesem Zweck wird mit den Patienten in den Krankenhäusern durch Berufshelfer ein Wiedereingliederungsplan erstellt, ohne daß der Verunfallte seinerseits tätig werden müßte.[144]

4.3.2 Probleme

Die Heilbehandlung wird im Rahmen der Unfallversicherung hoch integriert erbracht. Ihre Grenze findet diese Integration allerdings darin, daß nur bestimmte Krankheitsursachen der Leistungsberechtigten abgesichert sind, nämlich Berufsunfälle und Berufskrankheiten.[145] Somit kann die gleiche Person parallel in die Zuständigkeit verschiedener Träger fallen, meist der Unfallversicherung einerseits und andererseits seiner Krankenversicherung. Außerdem sind der Versicherungsnehmer und der Begünstigte in der Regel nicht identisch.[146] Versicherungsnehmer ist der Unternehmer, der zwangsweise zur Finanzierung herangezogen wird,[147] Begünstigter ist der Arbeitnehmer. Der Arbeitnehmer hat kein unmittelbares Interesse an der Höhe der Beitragssätze, das dem Unternehmer als Versicherungsnehmer überwälzt ist. Die weitgehende Haftungsablösung durch den Unfallversicherer nimmt andererseits den Unternehmern einen Teil des ökonomischen Anreizes zur Unfallverhütung, denn sie haften für erhöhte Unfallgefahren im Regelfall nur kollektiv, indem der Beitragssatz zur Unfallversicherung jährlich ex post aus den Ausgaben des Vorjahres berechnet und nach Branchen- und tätigkeitsorientierten Erfahrungswerten („Gefahrklassen"[148]) umgelegt wird.[149] Zwar können die meisten Unfallversicherungsträger in ihrer Satzung bestimmen, daß Unternehmen mit besonders hohem Unfallaufkommen Zuschläge zu den Beiträgen zu leisten haben, und Unternehmen niedri-

---

[144] S. ebd., S. 73.
[145] § 7 Abs. 1 SGB VII.
[146] Ausnahmen sind bei der freiwilligen Versicherung der Unternehmer usw. möglich, vgl. § 6 Abs. 1 SGB VII.
[147] § 150 SGB VII.
[148] Nach § 157 SGB VII.
[149] § 152 SGB VII.

ger Unfallträchtigkeit Prämien erhalten.[150] Davon wird jedoch wenig Gebrauch gemacht, da der Feststellungsaufwand hoch ist. Das Auseinanderfallen von Versicherungsnehmer und Versichertem führt darüberhinaus zu dem Kuriosum, daß die Leistungsansprüche von der Beitragszahlung unabhängig sind, selbst dann, wenn der Begünstigte weiß, daß für ihn keine Beiträge gezahlt werden. Die Kosten werden in jedem Fall auf die angemeldeten Beschäftigungsverhältnisse umgelegt. Durch den hohen Anteil illegaler Beschäftigungsverhältnisse im Baugewerbe stiegen die Beiträge etwa der Bau-Berufsgenossenschaft Hannover, die für die Baubetriebe in Berlin und Brandenburg zuständig ist, in den Jahren 1996 – 1999 um über 25 Prozent.[151]

4.4 Die Rahmenbedingungen

In diesem Kapitel wird die Gesetzeslage für die Regelversorgung und Modellvorhaben im ambulanten Bereich Betrachtet. Einige Modellvorhaben werden im Zusammenhang mit hier gesammelten Erfahrungen vorgestellt.

---

[150] § 162 SGB VII.
[151] Pressemitteilung der Bauberufsgenossenschaft Hannover vom 2. 4. 2001.

4.4.1 Gesetzliche Regelungen des SGB V

Seit dem Gesundheitsstrukturgesetz von 1993 und ausgeweitet mit den beiden Neuordnungsgesetzen von 1997 sind seitens des Gesetzgebers einige Möglich-

	Regelversorgung (§ 75 u. a.)	Modellvorhaben (§§ 63 - 65)	Strukturverträge (§ 73 a)	Integrierte Versorgung (§ 140 a – h)
Inhalt	Konventionelle Regelversorgung (Einzelpraxen)	Erprobung von Verfahrens-, Finanzierungs-, Organisations- und Vergütungsformen, Leistungen zur Prävention und Früherkennung	Gatekeepermodelle, Vernetzte Praxen	Sektorenübergreifende Versorgung mit Gatekeeper
Vergütungsregelungen	Pauschale an KV, Verteilung gemäß EBM	Abweichung vom geltenden Leistungserbringungsrecht sind möglich	Vergütung abweichend vom EBM ist möglich	Zwischen den Vertragspartnern festzulegen
Dauer	Regelversorgung	Maximal 8 Jahre, Modellcharakter	Auf Dauer angelegt (Umwandlung in Integrierte Versorgungsform ist abzusehen)	Regelversorgung neben der herkömmlichen
Finanzielle Anreize für die Versicherten	nein	Bonus kann gewährt werden	nein	Bonus kann gewährt werden
Evaluation / Wissenschaftliche Begleitung	nein	obligatorisch	möglich	Möglich im Rahmen allg. anerkannter wissenschaftl. Standards

Tabelle 4:
Ambulante Versorgung innerhalb der GKV[152]

keiten zur Erprobung von Managed-Care-Instrumenten eingeführt worden. Dabei handelt es sich um Modellvorhaben zur Weiterentwicklung der Versorgung, geregelt in § 63 - 65 SGB V sowie um Strukturverträge zu Versorgungs- und Vergütungsstrukturen nach § 73a. Strukturverträge können als Regelversorgung eingeführt werden, Modellvorhaben sind zeitlich begrenzt. Charakteristisch für die Erprobungsprojekte mit Gründungsdatum vor dem Jahr 2001 ist, daß die gesetzlichen Regelungen offen sind und die Selbstverwaltungsorgane daher eigene Lösungskonzepte entwickeln konnten.[153] Fast alle Kassen oder Kassenverbände haben das in Zusammenarbeit mit den Kassenärztlichen Vereinigungen getan. Im Rahmen der „GKV-Gesundheitsreform 2000" ist die *Integrierte Versorgung* als Regelversorgungsart hinzugekommen. Vertragspartner der Kassen sind hier erstmals nicht mehr ausschließlich die Kassenärztlichen Vereinigungen, sondern

---

[152] Eigene Darstellung in Anlehnung an Amelung/Schumacher S. 46.
[153] Vgl. Amelung/Schumacher: Managed Care, 1999, S. 45 f.

Verträge können auch mit Gemeinschaften von Ärzten geschlossen werden. In Tabelle 4 geben wir eine Übersicht über die geltenden Regelungen.

Bis zum Inkrafttreten des 2. GKV-Neuordnungsgesetzes[154] war die ambulante Versorgung gesetzlich krankenversicherter Patienten ausschließlich innerhalb des Kollektivvertragsprinzips des § 75 SGB V vorgesehen. Den Kassenärztlichen Vereinigungen ist hier die Sicherstellung der Versorgung ausschließlich übertragen. Umgesetzt wurde das System im Rahmen der gemeinsamen Selbstverwaltung der Ärzte und der Krankenkassen, Vertragsparteien sind dabei ausschließlich die Kassenärztlichen Vereinigungen, denen als Kostenträger die Kassenverbände gegenüberstehen. Die Finanzierung erfolgt gegenwärtig durch einen Pauschalbetrag der Kassen, der mit den Kassenärztlichen Vereinigungen vereinbart wird. Der Verteilungsmodus an die einzelnen Leistungserbringer wird nach Satzungsrecht der Kassenärztlichen Vereinigungen geregelt, in den meisten Fällen nach dem Einheitlichen Bewertungsmaßstab (EBM), der die Einzelleistungen in ein relationales Verhältnis („Punktwerte") setzt. Das Gesamtbudget wird nach den jeweils erbrachten Leistungspunkten an die Ärzte verteilt.

Anfang der 90er Jahre wurden alternative Versorgungsmodelle gesetzlich vorgesehen. Die zunehmende Verrechtlichung der GKV hat bereits seit Jahrzehnten dazu geführt, daß die einzelnen Kassen an individuellen Regelungen im Rahmen der Selbstverwaltung gehindert sind, so etwa an der Anstellung von Ärzten, dem Betreiben eigener Versorgungseinrichtungen und besonderen Verträgen mit einzelnen Ärzten. Einen gewissen Handlungsspielraum erhielten die Kassen nun durch die Möglichkeit zur Erprobung von Modellen. Obgleich diese Erprobungsregelungen bereits mir dem Gesundheits-Reformgesetz von 1988[155] vorgesehen wurden, haben die Kassen in größerem Umfange davon erst seit dem Gesundheitsstrukturgesetz von 1992[156] Gebrauch gemacht; besonders Gründungsintensiv waren die Jahre 1994 und 1995.[157] Anfangs wurde in Modellvorhaben vor allem die Erbringung neuer zusätzlicher Leistungsarten gere-

---

[154] Vom 23. 6. 1997, BGBl. I S. 1520.
[155] BGBl. I S. 2477.
[156] BGBl. I S. 2266

gelt, bald ist die Tendenz aber zu Vereinbarungen mit Ärzten oder Kassenärztlichen Vereinbarungen gegangen, die auf neue Versorgungsformen und -strukturen fokussierten. Ziel war, bestehende Versorgungsangebote günstiger zu erbringen. Die gesetzlichen Regelungen wurden im Rahmen des 2. GKV-Neuordnungsgesetzes von 1997 umfassend überarbeitet, was teilweise eine Umstrukturierung bestehender Projekte notwendig machte. Gleichzeitig wurde mit der Möglichkeit zum Abschluß von Strukturverträgen (§ 73 a SGB V) eine neue Zwischenform der vertragsärztlichen Versorgung eingeführt. Mit Einführung der *Integrierten Versorgung* nach § 140 a - h SGB V tritt erstmals ein neuartiges Versorgungssystem neben die vertragsärztliche Versorgung. Diese Integrierte Versorgung ist grundsätzlich als Regelmodell vorgesehen, während Modellvorhaben auf maximal acht Jahre zu befristen sind. Zudem können in der Integrationsversorgung alle zugelassenen Leistungserbringer eingebunden werden; die Beteiligung der Kassenärztlichen Vereinigung ist nicht mehr zwingend notwendig. Wir stellen folgend die Regelungen im einzelnen dar.

4.4.1.1 Modellvorhaben und Strukturverträge

4.4.1.1.1 Strukturverträge nach § 73 a SGB V

Die gesetzliche Regelung sieht vor, daß in den Strukturverträgen Modellvorhaben innerhalb der vertragsärztlichen Versorgung mit einem speziellen Versorgungsauftrag abgeschlossen werden können. Dabei wird die Verantwortung für die Leistungserbringung dem Hausarzt oder einem Ärzteverbund aus haus- und fachärztlichen Vertragsärzten übertragen. Für die Leistungserbringung innerhalb des Netzes kann mit den Kassen ein gesondertes Budget vereinbart werden, dessen Verteilung auch abweichend von den Regelungen über den Einheitlichen Bewertungsmaßstab bestimmt werden kann. Insbesondere haben die Beteiligten selbst über die Verteilung des Budgets zu bestimmen.

---

[157] Für die Gründungsjahre verschiedener Modellvorhaben s. Kassenärztliche Bundesvereinigung: Projekte zur Weiterentwicklung der ambulanten Versorgung im Überblick, 1999.

66

4.4.1.1.2 Modellvorhaben nach § 63 - 65 SGB V

Erst seit der Neufassung der Regelungen im Gesundheitsreformgesetz 2000 können solche Vereinbarungen zwischen Kassen oder ihren Verbänden und den in der gesetzlichen Krankenversicherungen zugelassenen Leistungserbringern geschlossen werden, ohne aber daß die Kassenärztliche Vereinigungen hieran beteiligt sein müßten. Die teilnehmenden Ärzte müssen weiterhin zur vertragsärztlichen Versorgung zugelassen sein. Anders als bei der Integrationsversorgung kann hier auch ein einzelner Arzt kontrahieren. Die Vergütung der Leistungserbringer kann beliebig geregelt werden, sie darf die Beitragssatzstabilität jedoch nicht gefährden. Dafür soll es ausreichen, wenn Mehraufwendungen in einem Bereich durch Einsparungen in einem anderen ausgeglichen werden. Modellvorhaben dürfen maximal auf acht Jahre Dauer angelegt sein. Innerhalb dieser Frist müssen sich auch allfällige Initiierungskosten durch Einsparungen amortisiert haben. Der Investitionsspielraum ist in so fern recht begrenzt.

4.4.1.1.3 Zusammenfassende Bemerkungen Modellvorhaben und Strukturverträge

Die organisatorischen Voraussetzungen für Strukturverträge und Modellvorhaben sind sehr vage gefaßt, was zum einen Spielraum für verschiedene Projekte liefert, andererseits aber auch die Vertragsgestaltung zwischen den Beteiligten erschwert. Bei ihrer Einführung waren die Kassenärztlichen Vereinigungen unbedingt noch zu beteiligen. Dieser Passus wurde erst mit dem GKV-Gesundheitsreformgesetz 2000 gestrichen, doch sind die laufenden Projekte überwiegend noch auf der alten Regelung gegründet. Es war im Gesetzentwurf vorgesehen, die Strukturvertragsregelungen mit Einführung der Integrierten Versorgung aufzuheben; dies wurde im Laufe des Gesetzgebungsverfahren aufgegeben.[158] Je nach Gründungszeitpunkt gelten für Projekte noch teilweise unterschiedliche Regelungen. Die Vorschriften für die Modellvorhaben sind zwei Mal komplett und in Abkehr der ursprünglichen Intention überarbeitet worden. Teilweise mußten die Projekte dadurch neuen Rahmenbedingungen angepaßt werden. Außerdem hat der Gesetzgeber Modellvorhaben und Strukturelemente nur ungenügend in das rechtliche System eingebettet, sodaß es den Gerichten obliegt,

---

[158] S. Wigge: Rechtliche Rahmenbedingungen bei neuen Versorgungsformen, 2000, S. 70 f.

die gesellschaftsrechtlichen, berufsrechtlichen, wettbewerbsrechtlichen sowie leistungs- und vertragsarztrechtlichen Regelungen auszugestalten. Dieser Prozeß ist noch nicht zum Abschluß gekommen. Mehrmalige Veränderungen an den Verträgen je nach der aktuellen Rechts- und Rechtsprechungslage haben zu nicht immer konsistenten Vertragsgestaltungen geführt.

4.4.1.2 Integrierte Versorgung nach § 140 a - h SGB V

Inhalt[159] der Regelungen ist eine erstmalige Verzahnung von ambulanter und stationärer Versorgung sowie die Kooperation von Leistungserbringern in der ambulanten Versorgung. Die Kassenärztlichen Vereinigungen sind lediglich über die Kassenärztliche Bundesvereinigung bei dem Abschluß einer Rahmenvereinbarung[160] mit den Spitzenverbänden der Kassen beteiligt. Pikanterweise sollte die Kassenärztliche Bundesvereinigung sich hier mit den Krankenkassen über den erstmaligen Ausschluß der Kassenärztlichen Vereinigungen aus dem Versorgungsprozeß einigen. Dies konnte nicht gelingen, das Bundesschiedsamt wurde angerufen.[161] Im Ergebnis sind die Kassenärztlichen Vereinigungen, sofern sie an einem Projekt nicht beteiligt werden, bei der Gründung zu hören. Außerdem obliegt ihnen die Führung einiger Register. In der Rahmenvereinbarung werden Mindeststandards zum Versorgungsauftrag und der Qualitätssicherung gesetzt und die Voraussetzungen für die Teilnahme der Vertragsärzte an der Integrierten Versorgung geregelt. Insgesamt läßt die Vereinbarung einen weiten Handlungsspielraum. Vertragspartner dieser Projekte sind auf der einen Seite die Krankenkassen in beliebiger Untergliederung, auf der anderen Seite kommen ausschließlich vier Gruppen in Betracht: ① Gemeinschaften zugelassener Vertragsärzte, ② einzelne (sic) oder Gemeinschaften sonstiger zugelassener Leistungserbringer, ③ Kassenärztliche Vereinigungen sowie ④ Träger stationärer Versorgungseinrichtungen; die Leistungserbringer können sich zu gemischten Gruppen zusammenschließen. Ärzte müssen sich stets in einer „Gemeinschaft" organisieren, die dann gegenüber den Krankenkassen vertragsfähig ist. Sie bleiben daneben weiterhin in die vertragsärztliche Versorgung eingebun-

---

[159] S. ebd. S. 76 - 84.
[160] Rahmenvereinbarung zur Integrierten Versorgung gemäß § 140 d SGB V.
[161] Gem. § 140 d Abs. 2 i. V. m. § 89 SGB V.

den, zumal der Sicherstellungsauftrag der Kassenärztlichen Vereinigungen weiterhin gilt. Erstmals haben einzelne Ärzte und andere Leistungserbringer hier allerdings für einen Zweig der Versorgung keinen Zulassungsanspruch[162] mehr; die Kriterien zur Auswahl der an einem Projekt teilnehmenden Ärzte haben selbstverständlich „sachgerecht" zu sein und stehen der Überprüfung offen. Vertraglich kann allerdings eine Höchstzahl der teilnehmenden Leistungserbringer bestimmt werden, über die hinaus keinerlei Zulassungsanspruch besteht.[163] Verträge zur integrierten Versorgung sind grundsätzlich offen zu gestalten, so kann jede Krankenkasse jedem Versorgungsvertrag unter Einhaltung gewisser Pflichten beitreten,[164] was bei der Gründung auch für die Kassenärztlichen Vereinigungen gilt.[165] Es bleibt offen, worin die Aufgabe der KV im Rahmen bestehender Verträge liegen sollte. Die Versicherten treten den integrierten Versorgungsverträgen freiwillig bei und sind jeweils ein Quartal lang an diese Entscheidung gebunden.[166] Sie haben dennoch weiterhin die freie Arztwahl[167] zwischen allen Vertragsärzten und ermächtigten Ärzten auch außerhalb der Integrierten Versorgung;[168] die gesetzlichen Regelungen der herkömmlichen Versorgung[169] sind in keiner Weise eingeschränkt. Als Anreiz für eine längerfristige Bindung in der Integrationsversorgung können allenfalls Bonuszahlungen gewährt werden.[170] Die Kosten für eine Inanspruchnahme von Leistungen außerhalb der Vertragspartner werden dem Budget des Integrierten Versorgungsprojekts zugerechnet,[171] sofern es sich bei dem Versorgungsvertrag nicht ohnehin um ein spezifisches Disease-Management-Programm handelt,[172] bei dem die einbezogenen Leistungsarten aus dem Gesamtbudget herausgerechnet werden.[173]

---

[162] Nach Art. 12 Abs. 1 GG.
[163] S. § 10 Rahmenvereinbarung Integrierte Versorgung.
[164] S. ebd., § 4.
[165] S. ebd., § 13.
[166] S. ebd., § 5 Abs. 3.
[167] S. ebd. § 12 Abs. 2.
[168] S. ebd. § 5 Abs. 2 und § 15 Abs. 2.
[169] Nämlich besonders § 76 SGB V und außerdem § 29 MBO-Ä.
[170] S. § 5 Rahmenvereinbarung.
[171] S. ebd. § 15 Abs. 3.
[172] Nach ebd., § 2 Abs. 3 Nr. 2.
[173] S. ebd. § 15 Abs. 7.

Abweichungen von den Regelungen zur Beziehung zwischen Kassen und Leistungserbringern sowie dem Krankenhausfinanzierungsgesetz werden pauschal zugelassen, sofern die „abweichende Regelung dem Sinn und der Eigenart der integrierten Versorgung entspricht [...] oder aus sonstigen Gründen zu ihrer Durchführung erforderlich ist."[174] Die Vertragsgestaltung findet dort ihre Grenzen, wo vertragsarztrechtliche Vorgaben berührt werden, so darf etwa die eigenverantwortliche, freiberufliche Tätigkeit der Ärzte nicht eingeschränkt werden,[175] die Fachgebietsgrenzen sind weiterhin einzuhalten[176] und die Leistungen sind durch den Arzt persönlich zu erbringen.[177] Das SGB läßt allerdings offen, in wie weit die ambulante und die stationäre Versorgung vermischt werden dürfen.[178] Insbesondere bleibt offen, ob Krankenhausärzte innerhalb integrierter Versorgungsstrukturen die meist engen Grenzen ihres Ermächtigungskataloges, der anhand der regionalen Versorgungsstruktur individuell festlegt, welche Behandlungsarten sie ambulant zu Lasten der Kasse durchführen dürfen, überschreiten können. Die im Gesetzesentwurf zur Integrierten Versorgung noch vorgesehene allgemeine Ermächtigung der Krankenhäuser zur Versorgung mit „hochspezialisierten" ambulanten Leistungen[179] wurde nicht in das Gesetz aufgenommen. Sie hätte der Zustimmung des Bundesrats bedurft.

4.4.2 Projekte und Praktische Erfahrungen

Trotz der teilweise langen Laufzeit der Projekte ist ihre wissenschaftliche Begleitung bemerkenswert schwach ausgeprägt.[180] Mit einiger Regelmäßigkeit folgt einer Anlaufphase mit umfassender Pressearbeit ein großes und langanhaltendes Verstummen, das in einer lakonischen Meldung vom Ende des Projekts mündet. Von Ärzteseite wird von „Aufbruchstimmung" berichtet, die in der Gründungsphase regelmäßig auftritt,

---

[174] § 140 d Abs. 4 Satz 2 SGB V.

[175] Geregelt in § 98 Abs. 2 Nr. 13 SGB V i. V. m. §§ 32; 24; 20 Ärzte-Zulassungsverordnung.

[176] Nach Entscheidungen des Bundessozialgerichts, etwa 29 S. 288 f., 38 S. 73 - 75.

[177] Nach den Regelungen über den Dienstvertrag in § 613 BGB, außerdem § 19 MBO-Ä, § 4 GOÄ, § 15 Abs. 1 SGB V u. a.

[178] Vgl. § 140 b Abs. 4 SGB V.

[179] S. § 166 a des Gesetzentwurfs, Bundestagsdrucksache 14/1245, 23. 6. 1999.

[180] S. Schulte-Sasse: Praxisnetze als Regelversorgung, 1999, S. 8.

die ersten gemeinsamen Treffen mit Kollegen, die man vorher vielleicht kaum kannte, verstärken das neue 'Wir-Gefühl' [...]. Darunter leidet nicht selten die nüchterne Analyse der gegebenen Rahmenbedingungen[181]

schildert ein betroffener Arzt die emotional geladene Gründerstimmung. Gerade bei den weniger erfolgreichen Projekten sind die beteiligten Parteien, Ärzte, Kassen und Kassenärztliche Vereinigungen, meist nicht bereit, die Gründe für das Scheitern darzulegen. Die regionale Begrenzung der Projekte und die geringe Zahl der Beteiligten, die in verschiedenen Zusammenhängen immer wieder aufeinandertreffen und immer wieder zusammenarbeiten müssen, reduziert die Konfliktbereitschaft, im Rahmen der kassenärztlichen Versorgung hat man weiterhin miteinander auszukommen. Der Erkenntnisgewinn aus dem Scheitern ist oft auch gering. Bei dem großangelegten Berliner Praxisnetz etwa wird seitens der Kassen festgestellt, daß sich keine signifikante Änderung im Arzt- oder Patientenverhalten erkennen läßt, Steuerungsinstrumente seien nicht zum Einsatz gekommen.[182] Ähnliches verlautet von einer am Medizinischen Qualitätsnetz München beteiligten Kasse, wo es zwei Jahre nach dessen Gründung heißt „das Projekt stagniert seit geraumer Zeit, in den Verhandlungen mit der Kassenärztlichen Vereinigung stehen unüberwindliche Hindernisse entgegen."[183] Eine Wiederaufnahme der Kooperationsbemühungen sei nicht mehr geplant. Einerseits sind die meisten Projekte noch nicht abgeschlossen und Evaluierungen somit erst in den nächsten Jahren zu erwarten. Bei den abgeschlossenen Projekten neigt man dazu, sich mit der Beauftragung von Evaluierungen Zeit zu lassen,[184] Evaluierungen, die dem bei Modellvorhaben gesetzlich geforderten „allgemein anerkannten wissenschaftlichen Standard"[185] genügen, sind kaum zu

---

[181] S. Kaiser: Integrierte Versorgung und Praxisnetze, Der deutsche Dermatologe; 2 (2000) S. 84.
[182] O. V.: Berliner Praxisnetz von BKK und TK am Ende, Brennpunkt Gesundheitswesen; (2000) H. 11 S. 3.
[183] Gespräch mit einem nicht zu nennendem leitenden Mitarbeiter.
[184] Ähnlich Amelung/Schumacher, S. 46.
[185] § 65 SGB V.

finden. Die beliebten „Selbstevaluierungen" erfolgreicher verlaufener Vorhaben haben oft anekdotischer Charakter.[186]

4.4.2.1.1 Das Hausarztmodell der AOK

Das Hausarztmodell hat die Verringerung der Zahl der Krankenhauseinweisungen zum Ziel. Der Weg ist die Stärkung des Hausarztes, dessen Aufgaben um Lotsen- und Filterfunktionen erweitert werden.[187] Neben das medizinische Fallmanagement tritt ein soziales Fallmanagement. Kosten sollen sich hauptsächlich dadurch einsparen lassen, daß den behandelnden Ärzten Alternativen zur stationären Einweisung aufgezeigt werden. Das Modell wurde erstmals 1995 in Hamburg erprobt, es folgten bundesweit verschiedene sehr ähnliche Regelungen, die auf diesem vom AOK-Bundesverband erarbeiteten Konzept beruhen.

4.4.2.1.1.1 Strukturelemente

Das wesentliche Element in diesem Konzept ist die für eine gewissen Zeitraum verbindliche Einschreibung bei einem Primärarzt, der bei Behandlungsbedürftigkeit zuerst aufzusuchen ist. Er ist medizinischer Fallmanager. Um diese neuen Aufgaben durchführen zu können, muß der Arzt über Kenntnisse der Angebote sozialer und pflegerischer Dienste sowie präventiver und rehabilitativer Einrichtungen verfügen. Die beteiligte Krankenkasse richtet dazu eine besondere Informationsstelle ein, die dem Arzt dieses Wissen als Vorleistung zur Verfügung stellt. Außerdem kann der Arzt umfangreichere nicht-ärztliche Koordinationsaufgaben an diese Stelle delegieren. Damit tendenziell zeitintensiver beraten, betreut und behandelt wird, ist die Honorierung in diesem Modell in differenzierte Pauschalen gegliedert. Neben eine Fallpauschale tritt eine Praxispauschale für die Vorhaltung der medizinisch-technischen Grundausstattung in festgelegter Qualität. Umfangreichere Leistungskomplexe werden gesondert vergütet. Ein weiteres Instrument sind obligatorische Qualitätszirkel und Fortbildungen der Ärzte in den Möglichkeiten der Zusammenarbeit mit anderen Berufen des Gesundheitswesens. Einem Qualitätsverlust infolge der pauschalen Vergütung soll die Auswahl der teilnehmenden Ärzte anhand ihrer Behand-

---

[186] Vgl. etwa Szecsenyi et alt. (Hrsgg.): Ein Praxisnetz erfolgreich gestalten, 1999.
[187] S. Baumann/Stock, S. 139.

72

lungsqualität in der Vergangenheit entgegenwirken.[188] Die Versicherten nehmen an dem Projekt freiwillig teil, sie erhalten keine finanziellen Anreize.

4.4.2.1.1.2 Bewertung

Das Hausarztmodell ist verhältnismäßig leicht in die bestehenden Ordnungsstrukturen einzugliedern. Der Grundgedanke ist auch keineswegs neu, in den Primärkassen bestand lange Zeit die Begrenzung der Krankenscheine auf einen Schein pro Quartal, was notwendigerweise zu einem Gatekeepersystem führt. Im Wettbewerb mit den Ersatzkassen ließ sich diese Regelung nicht mehr aufrechterhalten. Das Einsparungspotential des Hausarztmodells hat sich als recht begrenzt erwiesen.[189] Einsparungen lassen sich konzeptionsbedingt im Grunde nur durch Substituierung von Facharztkonsultationen durch primärärztliche Leistungen erzielen sowie durch die Reduzierung der Zahl der Krankenhauseinweisungen. Diese erwarteten Effekte wurden erreicht. Der Steuerungsanreiz für den Arzt ist gering, er verfügt über keine Budgetkontrolle. Für den stationären Bereich sind keine Maßnahmen vorgesehen. Problematisch gestaltete sich, wie zu erwarten,[190] die Kooperation seitens der Versicherten.[191] Patienten, die sich bisher konform zu den Vorstellungen des Modells verhalten, erzielen Mitnahmeeffekte, Patienten ohne stabile Arztbeziehung erhalten keinen gezielten Anreiz. Facharztbesuche, die vom Primärarzt nicht befürwortet werden, sind nicht vorgesehen, werden jedoch auch nicht verhindert. Ohne ein ausgebautes Qualitätssicherungssystem erscheint eine konsequente Beschränkung auch nicht sinnvoll. Das Projekt ist letztlich wegen geringer Akzeptanz Seitens der Patienten nicht erfolgreich verlaufen. Geplant waren Folgevereinbarungen zu einem Hausarztmodell mit Einschreibung, die dementsprechend aufgegeben worden sind. Positiv erscheint die Betonung der Koordinierungsrolle des Hausarztes.

---

[188] Vgl. Ahrens: Beispiele für neue Anbieterstrukturen in Deutschland, 1996, S. 112.
[189] Erprobungen unter anderem in Hessen als „Vereinbarung zur Steigerung der Leistungsfähigkeit der hausärztlichen Versorgung" und in Hamburg als „Vereinbarung zur Förderung ambulanter Behandlung durch niedergelassene Ärzte (Hippokrates)".
[190] S. Baumann/Stock S. 146.
[191] S. KBV: Projekte.

4.4.2.1.2 „Praxisnetze" auf vertraglicher Grundlage

Das gemeinsame Charakteristikum von Praxisnetzen ist der Verbund von primärärztlichen und fachärztlichen Einzelpraxen. Wir stellen zwei grundsätzlich verschiedene Konzeptionen vor.

4.4.2.1.2.1 Praxisnetz Berliner Ärzte und Betriebskrankenkassen/Techniker Krankenkasse

Das Praxisnetz ist ein Modellvorhaben auf der Grundlage von § 63 Abs. 1 SGB V a. F. Das Projekt begann Mitte 1996 zunächst als Vertrag zwischen der Kassenärztlichen Vereinigung Berlin und dem BKK-Landesverband Ost, der 17 Betriebskrankenkassen vertritt. Die Techniker-Krankenkasse trat dem Vertrag 1998 bei, die Laufzeit war bis Ende 2005 geplant.[192] Anfangs war ein kleines Erprobungsvorhaben geplant, es sollte nur ein kleiner Patientenstamm mit hoher Affinität zu dieser Versorgungsform innerhalb des Projekts versorgt werden.[193] Nach einem raschen Wachstum wurde der geplante Umfang mit zuletzt knapp 600 teilnehmenden Ärzten und rund 23.000 Patienten weit überschritten.[194] Im Projekt sollten einige Elemente des Managed Care bei freier Arztwahl innerhalb des Netzes und eingeschränkter Therapiefreiheit des Arztes verankert werden.[195] Als Handlungsparameter blieb somit die Verbesserung der Organisationsstruktur, insbesondere der Kommunikation zwischen den Ärzten. Ein besonderes Ziel war es, unnötige Krankenhausaufenthalte zu vermeiden, die in Berlin traditionell besonders hohe Kosten verursachten.

4.4.2.1.2.1.1 Strukturelemente

Eine hauptsächliche Einsparmöglichkeit wurde darin gesehen, die Selbsteinweisung von Patienten in Krankenhäuser außerhalb der Sprechzeiten zu vermeiden, die oft nur deshalb erfolgen, weil ambulante Versorgung nicht zur Verfügung steht. Es wurde für Erreichbarkeit eines Netzarztes bis in die späten Abendstunden gesorgt.[196]

Die Leistungen werden über ein kombiniertes Budget vergütet, dem alle Leistungen belastet werden, die von den Ärzten erbracht oder durch sie veran-

---

[192] S. KV Berlin, [Homepage Netze].
[193] S. Dreykluft: Praxisnetz geht in die Konsolidierungsphase, KV-Blatt (Berlin) 10/98.
[194] Zahlen n. KV Berlin.
[195] S. Leibelt: Praxisnetz Berlin, Brennpunkt Gesundheitswesen (1998) H. 5 S. 14 f.
[196] Ebd. S. 17.

laßt werden. Das Beitragsvolumen wird anhand der Zahlen für die Risikostrukturausgleich aus dem Budget der konventionellen Versorgung herausgerechnet,[197] wobei die Kassen die Summe vorweg als antizipierte Einsparung um 3 Prozent kürzen.[198] Durch das kombinierte Budget sollen vor allem Leistungsverschiebungen zwischen den bislang getrennten ambulanten und stationären Sektoren vermieden werden. Die Höhe der eingebrachten Beitragszahlung pro Versicherten richtet sich nach den Berechnungsrichtlinien für den Risikostrukturausgleich, die um einige regionale Besonderheiten ergänzt werden. Besonders kostenintensive Fälle bleiben rechnerisch ausgeschlossen, um den beteiligten Ärzten keine all zu hohen Morbiditätsrisiken aufzubürden und auch Lastenverschiebungen zwischen der konventionellen Behandlung in und aus dem Modell entgegenzuwirken. Die beteiligten Ärzte übernehmen im Rahmen des Projekts also die finanzielle Gesamtverantwortung für die medizinische Versorgung der eingeschriebenen Versicherten. Allfällige Einsparungen können innerhalb des Netzes investiert werden. Für den Fall eines Defizits ist keine Regelung getroffen, weil ein solches gemäß der Erprobungsregelung im SGB V wegen Gefährdung der Beitragssatzstabilität nicht zulässig ist. Tatsächlich konnten etwa im Jahr 1998 Einsparungen von 4,33 Prozent im Vergleich zur konventionellen Versorgung erzielt werden. Die nach dem Vorabzug der Kassen verbleibende Summe wurde zu gleichen Teilen an die Ärzte ausgeschüttet und in das Netz investiert. Bei höheren Überschüssen ist eine Drittelung der Ersparnisse vorgesehen.[199] Absolut erreicht die Überschußbeteiligung der Mediziner einen eher symbolischen Betrag von weit unter 200 Mark für das Jahr.[200] Im Zentrum des Projekts steht eine Leitstelle, die das Netzwerk-Management übernimmt. Dort werden Informationen über die verfügbaren Fachärzte, freie Krankenhausbetten, Vertretungen und bewährte Leistungserbringer im außerärztlichen Bereich gesammelt. Neben der Koordination von Leistungserbringern und Diensten wird hier das Budget verwaltet und das Controlling durchgeführt. Die Kosten, die

---

[197] S. § 15 Vertrag über das Praxisnetz Berliner Ärzte und Betriebskrankenkassen/Techniker Krankenkasse.
[198] S. ebd. § 19.
[199] Leibelt S. 19.

diese Leitstelle verursacht, sind durch Einsparungen bei der Leistungserbringung zu erwirtschaften. Parallel zur Koordinierungsstelle intensivieren die teilnehmenden Ärzte ihre Zusammenarbeit und bilden dadurch ein Praxisnetz. Sie verpflichten sich zur Teilnahme an Qualitätssicherungsprogrammen und zur obligatorischen Einholung einer Zweitmeinung vor der stationären Einweisung eines Patienten. Zur netzinternen Kommunikation wird eine verbesserte Patientendokumentation und ein EDV-Verbund eingesetzt. Weitere Einsparungen sollen durch Gruppenschulungen etwa für chronisch Kranke erzielt werden, die besonders auf eine Verbesserung der Compliance abzielen. Damit ein Arzt an dem Projekt teilnehmen kann, müssen mindestens 17 Prozent seiner Patienten in den beteiligten Kassen versichert sein.[201]

Die Vergütung im Innenverhältnis erfolgt weitgehend nach dem EBM, der um Sonderhonorare für netzspezifische Leistungen ergänzt wird, etwa für die besondere Präsenzzeiten, die Patientendokumentation oder der Durchführung von Gruppenschulungen. Die Versicherten schreiben sich freiwillig in das Netz ein; sie erhalten für die Teilnahme keine finanziellen Anreize. Der freie Zugang zu Fachärzten wird nicht abgeschnitten, es handelt sich also um kein strenges Hausarztsystem. Vorteile haben die Patienten durch erweiterte Sprechstundenzeiten und die verbesserte Arztkommunikation. Außerdem werden erweiterte Angebote zur Gesundheitsförderung bereitgestellt. Nach der Initiierung des Modells bleiben die Kassen weitgehend im Hintergrund. Neben den Einsparungen und dem Erfahrungsgewinn hat sich das Angebot des Netzes als eine wirksames Wettbewerbsinstrument herausgestellt. Das System wurde in der Berliner Presse sehr positiv bewertet. Dabei ist jedoch zu beachten, daß insbesondere die Berliner AOK zum fraglichen Zeitpunkt wegen hoher Finanzierungsdefizite Negativschlagzeilen machte und auch die Berliner Krankenhausversorgung vor großen Finanzierungslücken stand.

---

[200] Eigene Berechnungen nach Schmidt: Berliner Praxisnetz ein Erfolg, Berliner Kurier, 10. 11. 1999.
[201] Für die detaillierten Anforderungen an den Anteil der Behandlungsfälle s. Anlage 1 zu Vertrag Praxisnetz Berlin.

4.4.2.1.2.1.2 Bewertung

Das Modell „Vernetzte Praxen" ist eines weitreichendsten Erprobungsmodelle. Es ist für seinen Erfolg sehr auf die Mitarbeit der Patienten angewiesen, die gehalten sind, möglichst nur Netzärzte aufzusuchen; im Gegenzug sollten qualitative Behandlungsvorteile erzielt werden. Tatsächlich sind bei der Gruppe der Netzpatienten kaum Unterschiede im Arztwechselverhalten festzustellen. Weder wurde der Hausarzt im Krankheitsfall stärker als Gatekeeper in Anspruch genommen als im Rahmen der konventionellen Versorgung, noch scheint die Mitgliedschaft von Fachärzten im Netz einen besonderen Einfluß auf die Präferenzen seitens der Patienten gehabt zu haben. Die rechnerische Abgrenzung von Arztbesuchen außerhalb des Netzes gestaltete sich zudem aufwendig. Die beteiligten Ärzte behandeln neben den Netzpatienten weiterhin Patienten in der konventionellen Versorgung, die naturgemäß zahlenmäßig weit überwiegen. Das vorliegende Modell entspricht in Ansätzen einer Open-panel PPO. Die Erfahrungen im Ausland zeigen, daß für Verhaltensänderungen der Ärzte ein großer Teil an MC-Patienten an seiner gesamten Tätigkeit notwendig ist. Diese kritische Menge scheint hier nicht erreicht worden zu sein. Die Ziele und Pflichten ließen sich bei den Ärzten kaum durchsetzen, weshalb das Netz Mitte 2001 vorzeitig aufgelöst wird. Ein stringenterer Nachfolgevertrag wird im Rahmen der Integrationsversorgung abgeschlossen.

4.4.2.1.2.2 Modell „Qualität und Humanität" - Vernetzte Praxen Südbaden

Das Modell vernetzte Praxen ist ein Verbund primärer und fachärztlicher Einzelpraxen und ambulanter Pflegedienste. Vertragspartner sind die AOK Baden-Württemberg und die Kassenärztliche Vereinigung Südbaden. Gleichartige Verträge werden seit 1996 in verschiedenen südbadischen Städten erprobt. Hier geht es ebenfalls besonders um die Ausschöpfung der ambulanten Versorgungsmöglichkeiten, um stationäre Einweisungen zu vermeiden.

4.4.2.1.2.2.1 Strukturelemente

Hauptsächliches Element es, zu jeder Zeit die Verfügbarkeit ambulanter Hilfe sicherzustellen. Eine zentrale Leitstelle koordiniert bei Abwesenheit des betreuenden Arztes rund um die Uhr die haus- und fachärztliche Versorgung und die Pflege. Besonders die pflegerische Versorgung wird auch kurzfristig zu allen Zeiten sichergestellt. Eine detaillierte Patientendokumentation soll es den diensthabenden Ärzten ermöglichen, auch ihnen unbekannte Patienten sachgerecht zu behandeln; diese Dokumentation verbleibt, anders als meist üblich, beim Patienten. Für die Führung dieser Dokumentationsleistungen erhalten die Ärzte eine besondere Vergütung.[202] Die teilnehmenden Ärzte verpflichten sich zu zeitlich ausgeweiteten Präsenzdiensten sowie zur Fortbildung in Qualitätszirkeln und der rationellen Pharmakotherapie. Als Vorteile erhalten sie breiter gestreute kollegiale Vertretung und dadurch mehr persönliche Freiheiten sowie günstigere Praxiskosten durch Skalenerträge bei gemeinschaftlich organisiertem Einkauf, Datenverarbeitung und erleichterter Zusammenarbeit bei der gemeinschaftlichen Gerätenutzung.[203] Die Patienten werden in ihrer Arztwahl nicht eingeschränkt. Grundsätzlich neu ist in einigen Erprobungsorten die Zusammenarbeit mit einem örtlichen Krankenhaus, das zu ungünstigen Zeiten den ambulanten Notfalldienst übernimmt.[204]

4.4.2.1.2.2.2 Bewertung

Die Ärzte erhalten in diesem Projekt keine Anreize zur Veränderung ihres Behandlungsverhaltens. Allfällige Einsparungen werden in den Ausbau des Netzes investiert. Auch den Patienten werden keine besonderen Anreize gesetzt. Im Erprobungslandkreis Konstanz sind über 70 Prozent der Ärzte an dem Projekt beteiligt. Bei der Evaluation nach dreijähriger Laufzeit wurde eine deutliche Erhöhung der abgerechneten Gebührenziffern für ärztliche Kommunikation wie Arztbriefe festgestellt. Die relative Inanspruchnahme der Primärärzte stieg zu Lasten der Fachärzte in der Modellregion – bei sonst bundesweit stark gegenläufiger Tendenz – an. In diesem Projekt wird kein gemeinsames Budget verwaltet, wodurch es als weniger weitgehend als das Modell Praxisnetz Berliner Ärzte einzuschätzen ist. Es basiert zu einem großen Teil auf einem Konzept der Kassenärztlichen Bundesvereinigung, was auch den nur geringen Eingriff in die Autonomie der Ärzte erklärt. Von Anfang an wurden so auch nur geringe Einsparungen erwartet, die auch erzielt wurden. Insgesamt ist eine verbesserte Ver-

---

[202] S. Schwoerer/Dieter/Hauenstein: Mit „vernetzten Praxen" zu mehr Effizienz, Deutsches Ärzteblatt; 92 (1995) S. A-1328 - A-1350
[203] S. ebd.
[204] S. AOK Baden-Württemberg, Pressemitteilung: Modellprojekt „Vernetzte Praxen" jetzt auch im Raum Offenburg, 12. 2. 1998.

sorgungssituation zu etwas geringeren Kosten festzustellen. In diesem Rahmen ist das Modell erfolgreich verlaufen. Interessant erscheint die Erkenntnis, daß die Praxisvernetzung auch außerhalb von Ballungsräumen erfolgreich sein kann.

4.4.2.1.3 Vereinbarung zur Reduzierung spezieller Steuerungsfehler der GKV

Die Vereinbarungsmöglichkeiten im Rahmen der Strukturverträge und Erprobungsregelungen sind auch für einige Projekte genutzt worden, mit denen in eng begrenzten speziellen Bereichen die Verringerung von Steuerungsdefiziten in der herkömmlichen Versorgung angestrebt wird. Diese Projekte können unseres Erachtens kaum als richtungweisend für die weitere Entwicklung angesehen werden, da sie einige gravierende Fehlentwicklungen bloß symptomatisch reduzieren.

4.4.2.1.3.1 Strukturverträge und Modellvorhaben zum **Ambulanten Operieren**

Die Strukturvertragsregelung ist auch zum Abschluß einer größeren Zahl von Strukturverträgen zum „Ambulanten operieren" [205] genutzt worden. Dabei wird für einen festgelegten Katalog von Operationen, die wahlweise ambulant oder stationär durchgeführt werden könnten, ein besonderes Vergütungsverfahren jenseits der Budgetierung vereinbart. Damit soll der Anreiz der Vertragsärzte zur Einweisung kostenintensiver Patienten in Kliniken sinken.[206] Im Grenzbereich zwischen noch möglicher ambulanter und gebotener stationärer Operation verfügen die behandelnden Ärzte über einen diskretionären Entscheidungsspielraum. Im Rahmen dieser Verträge werden die ökonomischen Anreize zugunsten der ambulanten Versorgung korrigiert. Es handelt sich hier um kurzfristige Korrekturen von Fehlern im Vergütungssytem.

4.4.2.1.3.2 Projekte zum Disease-Management

Ähnliches gilt für die indikationenspezifischen Modellvorhaben. Durch die Honorierung nach Kopfpauschalen oder Praxisbudgetierungen sind Teile des Morbiditätsrisikos auf den behandelnden Arzt verlagert worden. Zugleich entstand für den behandelnden Ärzte ein Anreiz zur inadäquaten Versorgung oder Verschiebung besonders kostenträchtiger Behandlungsfälle auf andere Ärzte. Als

---

[205] Vgl. KBV Projekte.

letzte Instanz bleiben die aufnahmeverpflichteten Krankenhäuser. Durch Honorierung außerhalb von Budgets und zu höheren Sätzen soll auch für diese besonders kostenintensiven Fälle hier ein Behandlungsanreiz geschaffen werden. Die
meisten Projekte setzen hier bei dem Krankheitsbild Diabetes mellitus an.[207]
Weitergehende Maßnahmen sind in der Regel nicht vorgesehen.

---

[206] Vgl. o. V.: Mehr Geld für weniger Klinikleistungen, Medical Tribune (2001) H. 13, S. 1.
[207] Für eine Übersicht über einige Projekte s. KBV: Projekte.

5 Perspektiven für Health Maintenance Organizations

5.1 Die Health Maintenance Organization als „große Lösung"

Seitens der Krankenkassen werden heute zwei Instrumente zur Senkung ihrer Kosten bevorzugt: Die Verringerung des Leistungsniveaus und die Externalisierung von Kosten zulasten der Leistungserbringer. Beide Möglichkeiten sind nicht beliebig auszuweiten. Unter einer nur eingeschränkten medizinischen Versorgung werden die sozial leistungsfähigeren Versicherten versuchen, sich anderweitig abzusichern; wenn der Arzt nicht mehr auf seine Kosten kommt, legt er seine Praxis nieder. Ist die Versorgung nicht mehr durch Kassenärzte sicherzustellen, haben die Kassen die Leistungen nach SGB in Eigenregie zu erbringen. Doch so weit wird es nicht kommen.

Langfristig müssen nachhaltige Maßnahmen gefunden werden. Die HMO bietet unter den vielen Ausprägungen der Managed-Care-Organisationen besondere Vorteile. Neben den erleichterten Steuerungsmöglichkeiten sind dies Skalenvorteile der Leistungserbringung in größeren Einheiten wie günstigerer Einkauf. Unter betriebsökonomischer Betrachtung ist das Phänomen der sprungfixen Kosten bedeutend. So verlaufen die Kosten für Neuinvestitionen nicht kontinuierlich, ein Diagnosegerät etwa verursacht, wenn es einmal angeschafft ist, im laufenden Betrieb kaum zusätzliche Kosten pro Untersuchung. Ähnliche Kostenverläufe ergeben sich für Räumlichkeiten und den Personalaufwand. Die bessere Auslastung im Rahmen der größeren Einheit einer HMO muß jedoch nicht zur Gefahr von Versorgungsengpässen in Zeiten besonders hoher Leistungsnachfrage in Folge von Notfällen oder Grippewellen führen. Die größere Zahl potentieller Patienten führt zu einer statistischen Glättung der Inanspruchnahme von Leistungen, weshalb auch weniger Reservekapazitäten vorgehalten werden können. Zusätzlich ausgleichend wirkt das Angestelltenverhältnis der Leistungserbringer: Die bei angestellten medizinischem Personal im Vergleich zu den meisten Selbständigen doch begrenzten Arbeitszeiten bieten über flexible Arbeitszeitgestaltung einen Personalpuffer, etwa für Notfälle und Grippeepidemien. Ein großes Defizit des bestehenden Systems liegt auch in der großen Forschungsferne der niedergelassenen Versorgungseinheiten. Neue Behandlungsmöglichkeiten dringen nur langsam auf die Fläche durch. Größere Einheiten bieten hier einen Effizienzvorteil, weil die Ausbildungskosten für spezielle Behandlungsformen ebenfalls einen sprungfixen Verlauf nehmen, aber auch, weil sich hier eine größere Behandlungserfahrung ansammeln kann. Generell sind die Bedingungen für Erfahrungslernen im Gesundheitsbereich nicht positiv ausgeprägt. Schon die medizinische Ausbildung ist sehr individualistisch strukturiert. Hinzu kommen habituelle Lernbarrieren, wie die im medizinisch-klinischen Bereich ausgeprägten hierarchischen Strukturen. Nun sind durchaus Managementstrukturen entwickelt worden, die hier zu Verbesserungen führen könnten.[208] Für solche Innovationen muß das Personal aber auch erreicht werden, was in der Einzelpraxis nicht leicht durchzuführen ist. Auch statistikbasierte Behandlungsverfahren *(Evidence Based Medicine)*, wobei es sich nur um die Operationalisierung vieler Erfahrungen aus ähnlich gelagerten Fällen handelt, sind technisch nur in größeren Einheiten zu entwickeln. Kurz, auch im medizinischen Bereich ist spezialisierte Arbeitsteilung heute unverzichtbar, die jedoch unbedingt eine ständigen Austausch unter den Experten voraussetzt. Als Beispiel nennen wir Disease Management Programme[209] für Multimorbide, die in den gegenwärtigen Strukturen kaum erbracht werden können. Diese Ziele könnten auch in anderen kollektiven Strukturen der Leistungserbringung erreicht werden. Die HMO bietet dafür jedoch einen besonders geeigneten Rahmen.

5.2 Systemkonforme Einbindung neuzugründender HMOs

Für die Umsetzung von HMO Modellen gilt es geeignete Akteure zu finden, die den Anforderungen an die Einführung solcher großen Projekte gewachsen sind. Wir untersuchen zunächst die Anforderungen, die an solche Protagonisten zu stellen sind.

---

[208] S. Kühnle: Konzept für eine Lernende Healthcare Organisation, 2000, S. 207 - 209.

[209] Disease Management (Krankheitsmanagement) bezeichnet eine integrierte Versorgung bestimmter Erkrankungen, bei der Prävention, Diagnostik, Therapie, Rehabilitation und Pflege über den gesamten Verlauf aufeinander abgestimmt sind. Dabei kommen Behandlungsleitlinien zum Einsatz, die die Versorgungsstufen aufeinander abstimmen. Für das Disease Management eignen sich besonders Krankheiten, die eine große Zahl von Patienten betreffen oder hohe Kosten pro Fall verursachen. (S. Schulenburg: Lexikon S. 15).

5.2.1 Anforderungen an die Betreiber einer HMO

Die Integration der zuvor getrennten Bereiche Versicherung, Fallmanagement und medizinische Leistungserbringung bedarf auch der Integration der entsprechenden Kompetenzen. Wir identifizieren fünf Prozeßketten für die Bereiche Leistungserbringung, Versicherte, Versicherungsadministration, Informationsvernetzung und Dispositiver Faktor.[210]

Dispositiver Faktor. Unter dem *Dispositiven Faktor[211]* verstehen wir die planende und organisierende Einheit, von der zunächst die Initiative zur Gründung einer HMO ausgeht. Dessen Aufgabe ist es, die anderen Faktoren zu implementieren und handlungsfähig zu machen. Die notwendigen Maßnahmen betrachten wir unter den Einzelfaktoren.

Leistungserbringung. Hierzu gehört insbesondere die Erbringung medizinischer Dienstleistungen. Es ist ein Netz der Leistungserbringer aufzubauen, insbesondere das medizinische Personal zu verpflichten, die einzelnen Managed Care-Maßnahmen sind festzulegen und anreizeffizient zu formulieren. Schließlich ist das Personal zu schulen und der Erfolg zu überwachen.

Versicherte. Es sind Versicherungsnehmer in ausreichender Zahl zu werben. Diesen ist ein Anreiz für die Teilnahme zu bieten. Die Versicherten sind über die Verfahrensweise im neuen System zu informieren.

Versicherung. Die Verträge sind zu kalkulieren und die Bereitstellung notwendiger Mittel zum Zeitpunkt der Inanspruchnahme ist sicherzustellen.

---

[210] In Anlehnung an Neuffer, wo jedoch andere Prozesse angenommen werden.
[211] Angelehnt an die Produktionstheorie Gutenbergs, Grundlagen der Betriebswirtschaftslehre, Bd. 1, 1983, S. 8.

Informationsvernetzung. In diesem Bereich sind Ablaufregeln und Steuerungsmechanismen zu erarbeiten, die Daten aus den verschiedenen Bereichen zu verknüpfen und ihre Zugänglichkeit im Rahmen des Datenschutzes sicherzustellen.

Anhand dieser fünf Prozesse lassen sich einige Anforderungen an den Initiator und Betreiber einer HMO identifizieren. Erste Voraussetzung ist *Unternehmerische Kompetenz,* das heißt die Fähigkeit, ein größeres Projekt zu planen und durchzuführen. Zu einem späteren Zeitpunkt wird diese Aufgabe durch das Betreiben des Systems ersetzt. Die Aufgaben der Projektplanung und das Betreiben des Projekts sind verschiedene Tätigkeiten, die unterschiedliche Anforderungen an die durchführende Institution stellen. Für den Aufbau eines Versichertennetzes ist eine gewisse *Marktmacht* notwendig. Von Beginn an muß eine gewisse Zahl an Versicherten vorhanden sein, um einen versicherungsmathematischen Risikoausgleich zu gewährleisten und um die medizinischen Kapazitäten auszulasten. Außerdem Bedarf es eines hohen *Finanzierungspotentials,* um die Anfangsinvestitionen abzudecken. Unabdingbar ist die *Fachliche Akzeptanz* des Betreibers bei den Versicherten und den Leistungserbringern. Beide Seiten müssen davon überzeugt werden, daß die vorgesehene Versorgung qualitativ angemessen ist. Auf der Versichertenseite ist dabei von einer Bevorzugung des Bekannten auszugehen. In einer Bevölkerungsstudie[212] konnte das Meinungsforschungsinstitut Emphasis für diesen Bereich kein Meinungsbild über Managed Care Instrumente erheben, weil sie unter den Versicherten völlig unbekannt sind. Hier besteht ein immenser Aufklärungsbedarf seitens der Betreiber. Eine weitere Anforderung ist ein *Umfassendes Verständnis für das deutsche Gesundheitswesen,* das rechtlich unübersichtlich und stark von politischer und lobbyistischer Einflußnahme geprägt ist.

5.2.2 Kompetenzenverteilung bei verschiedenen Akteuren

Als potentielle Protagonisten bieten sich acht in der Krankenversorgung oder Absicherung gegen Krankheitsrisiken tätige Akteure an: An erster Stelle natür-

---

[212] S. Rieser: Bloß keine Revolution im Gesundheitswesen, Deutsches Ärzteblatt; 96 (1999) S. A-741.

lich die Krankenkassen. Hierbei kann unseres Erachtens den regional begrenzt tätigen Betriebskrankenkassen eine besondere Vorreiterrolle zukommen. Auf der Seite der Leistungserbringer ist die Rolle der Kassenärztlichen Vereinigungen besonders augenfällig. Daneben ist auch die Entwicklungsfähigkeit anderer Zusammenschlüsse von Leistungserbringern wie Ärztenetze zu untersuchen; in diesen Kontext lassen sich auch größere Krankenhäuser stellen. Die Öffnung des Binnenmarktes im Rahmen der Europäischen Union läßt erwarten, daß künftig ausländischen Managed Care-organisationen eine größere Rolle zukommen könnte. Weiter zu betrachten ist die Rolle von Versicherungsunternehmen, die ja bereits heute bereits einen Anteil an privat Versicherten absichern. Außerdem ist zu Überlegen, welche Rolle künftig die Arbeitgeber in der Sozialversicherung spielen sollen; stellvertretend seien die Potentiale von Großunternehmen betrachtet. Der ideale Initiator einer HMO verfügt über sechs Voraussetzungen: Unternehmerische Kompetenz, Finanzierungspotential, Regionale Marktmacht, Fachliche Akzeptanz, Verständnis für das deutsche Gesundheitssystem und eine hohe Motivation. Diese Voraussetzungen lassen sich bei unterschiedlichen Akteuren in verschieden stark ausgeprägter Form identifizieren. In Tabelle 5 haben wir die potentiellen Protagonisten für die Einführung einer HMO aufgeführt und ihre Kompetenzen in den verschiedenen Bereichen graduell bewertet. Folgende Überlegungen führen uns zu den Bewertungen:

Unternehmerische Kompetenz ist bei den *Krankenkassen* kaum ausgeprägt. Trotz der Selbstverwaltung verfügen sie heute weder auf der Einnahmen- noch auf der Ausgabenseite über einen nennenswerten Handlungsspielraum. Seit Einführung der freien Kassenwahl wurden von den Kassen allerdings Marketingaktivitäten ausgebaut. Auch bei den *Kassenärztlichen Vereinigungen* ist wenig Unternehmertum vorauszusetzen. In den *Ärztenetzen* finden sich immerhin selbständige Ärzte zusammen, die zumindest ihre eigene Praxis organisieren. Im Vergleich zu den organisatorischen Anforderungen einer HMO sind das jedoch recht kleine Volumina. Die *Krankenhäuser* bewegen zwar größere Mengen an Geld, sind aber ebenfalls wenig innovationsgewohnt. *Ausländische Managed Care-Organisationen* verfügen in diesem Bereich wohl über die höchste

Kompetenz – es handelt sich schließlich um ihr Kerngeschäft. *Großen Unternehmen* fehlt es dagegen an spezifischen Kenntnissen in diesem Markt, doch ist man es dort gewohnt, in fremden Märkten zu agieren und auch kurzfristig Marktkompetenzen zu entwickeln. Die *Versicherungsunternehmen* sind jenseits ihres Kerngeschäfts tendenziell weniger flexibel und erhalten eine etwas niedrigere Bewertung.

Finanzierungspotential. Die *Krankenkassen* haben als öffentliche Körperschaften einen gewissen Vorteil. Selbst wenn der Fiskus nicht ausdrücklich bürgt, ist wegen der staatlichen Aufsicht doch davon auszugehen, daß bei allfälligen Liquiditätsengpässen staatlicherseits eingegriffen wird. Anders verhält es sich bei den *Kassenärztlichen Vereinigungen*, die zumindest die Haftung für aufgenommenes Kapital auf ihre Mitglieder umlegen müßten. Dies erscheint weniger praktikabel. Ein *Ärztenetz* hätte ein größeres Interesse an der Investition in eine HMO, doch überschreiten die notwendigen Summen leicht dessen Möglichkeiten. *Krankenhäuser* verfügen autonom kaum über Mittel, hier kommt es auf den Krankenhausträger an. Gebietskörperschaften mit der politisch motivierten Absicht zum Aufbau einer HMO könnten etwa hier ansetzen. Erfolgreiche *ausländische MC-Organisationen* haben ebenso wie *Großunternehmen* gute Finanzierungsmöglichkeiten, die durch Eigenkapital abgesichert sein mögen; Spitzenreiter in diesem Punkt sind freilich die privatwirtschaftlichen *Versicherungsunternehmen*, die ohnehin hohe Beträge anzulegen haben.

Regionale Marktmacht ist besonders bei den *Krankenversicherungen* anzutreffen, die zudem von dem Vertrauensvorschuß ihrer bisherigen Versicherten profitieren können und das Wechselverfahren in die und aus der HMO intern problemlos ausgestalten können. Außerdem haben sie Zugriff auf den Datenbestand einer großen Zahl von Versicherten. In besonderem Maße ist dieser Vorsprung bei regional gebundenen Kassen wie etwa den nicht geöffneten *Betriebskrankenkassen* gegeben. Bei diesen besteht trotz ihres Körperschaftsstatus oft noch ein recht enger Bezug zum *Unternehmen*. Die Marktmacht der *Kassenärztlichen Vereinigungen* gründet sich vor allem auf einen Informations- und Organisationsvorsprung und ist von vorhersehbar vorübergehender Dauer. *Ärztenetze* verfügen wohl über eine starke Patientenbindung, sind aber selten groß genug, um ein eigenständiges HMO-System auszulasten. Über nur geringe Marktmacht verfügen naturgemäß *ausländische MC-Unternehmen* und *Großunternehmen*. Die privaten *Versicherer* verfügen über meist gut ausgebaute Elemente zur Marktdurchdringung wie ein feinmaschiges Vertriebsnetz.

Fachliche Akzeptanz. Bei den gegenwärtigen Akteuren im Gesundheitswesen kann fachliche Akzeptanz bei Versicherten und Leistungserbringern vorausgesetzt werden. Obgleich die Leistungseinschränkungen der *Krankenkassen* und ihre Beitragssatzsteigerungen zu Irritationen seitens der Versicherte geführt haben, sind diese insgesamt noch mit den Leistungen zufrieden.[213] Die beiderseitige Akzeptanz ist wohl im **Ärztenetz** am höchsten, hier haben die Versicherten ihren behandelnden Arzt schließlich frei gewählt. *Ausländische MC-Unternehmen* sind noch kaum bekannt und *sonstige Wirtschaftsunternehmen* werden noch kaum mit der Gesundheitsversorgung in Verbindung gebracht. Die privaten *Versicherer* sind in Fragen der Leistung noch wenig aktiv geworden.

Verständnis für das deutsche Gesundheitssystem ist besonders bei den bisherigen Hauptakteuren vorhanden, vor allem bei den *Krankenkassen* und den *Kassenärztliche Vereinigungen*. Bei den letzeren liegt ein großer Teil der Kompetenz allerdings bei dem Dachverband, der Kassenärztlichen Bundesvereinigung. Die Kom-

---

[213] S. ebd.

petenz der *Ärzte in Netzen* liegt besonders in der Mikroebene, Grundsatzfragen werden dort bisher nebenbei oder durch einen angestellten Koordinator erledigt. Insgesamt fehlt es an Ressourcen, um die komplexen Sachverhalte auf politischer und juristischer Seite zu verfolgen. Bei *ausländischen MC-Organisationen* sind die Voraussetzungen sehr verschieden. So agieren US-amerikanische Organisationen in ihrer Heimat in einem völlig anderen, marktwirtschaftlich dominierten Umfeld, das mit den korporatistischen Strukturen Deutschlands kaum vergleichbar ist. Anders verhält es sich etwa bei europäischen Anbietern wie beispielsweise der Schweizer Sana-Gruppe, die im Rahmen der gegenwärtigen Rahmenbedingungen bereits als Verwalter von Leistungserbringern tätig ist. *Großunternehmen* verfügen über keine spezifischen Kenntnisse auf dem Gebiet. Über verbundene *Betriebskrankenkassen* könnten allerdings Synergien aufgebaut werden. Die *Versicherer* verfügen über Teilkompetenzen bei der Absicherung des finanziellen Risikos. Bei den *Privaten Krankenversicherungsunternehmen* sind allenfalls Kontrollkompetenzen zu erwarten. Allerdings haben sich 33 der größten deutschen Versicherer an der deutschen Gesellschaft der Sana-Gruppe beteiligt.[214] Erklärtes Ziel dieser Zusammenarbeit ist es auch, im Falle entsprechender Änderungen der gesetzlichen Regelungen in Deutschland Managed-Care- und HMO-Strukturen rasch aufbauen zu können. Dem dient auch ein Projektversuch der (privaten) Krankenversicherungen des Ergo-Konzerns (DKV Deutsche Krankenversicherung AG und Victoria Krankenversicherung AG), die im Rahmen eines *Ärztenetzes* Verwaltungskompetenz in diesem Bereich aufbauen möchten.[215]

---

[214] S. Sana GmbH, URL: http://www.sana.de/html/gesell.htm 0105231724
[215] S. Deutsche Krankenversicherung Aktiengesellschaft: Bericht über das Geschäftsjahr 1999, S. 8 f., s. DKV startet Kooperation mit Ärztenetzwerk, DKV Nachrichten (1999) H. 5 S. 6 - 9, s. Deutsche Krankenversicherung: Neue Ansätze in der Gesundheitsversorgung, Pressemitteilung vom 29. 9. 1999.

Motivation. Ein besonderes Interesse am Betreiben einer HMO kann den *Krankenversicherungen* unterstellt werden. Innerhalb der konventionellen Krankenversicherung verfügen die Kassen kaum über Gestaltungsspielraum, weshalb der Wettbewerb um neue Mitglieder durch die Einführung von HMOs neuen Schwung gewinnen wird. Die *Kassenärztliche Vereinigungen* dagegen können das HMO-Konzept kaum befürworten. Die Reform geht zu Lasten des freiberuflichen Status der Ärzte, besonders der Fachärzte, die innerhalb der Kassenärztlichen Vereinigungen die Mehrheit der Mitglieder stellen. Bei einer Fortsetzung der gegenwärtigen Entwicklung des Gesundheitswesens entsteht allerdings ein gegenläufiges Interesse seitens der Verbandsfunktionäre. Sollte die Entwicklung weiterhin in Richtung zur Integrierten Versorgung gehen, verlieren die Kassenärztlichen Vereinigungen langfristig ihre Funktionsberechtigung als Abrechnungs- und Verhandlungsorganisationen. Es liegt dann nahe, sich nach neuen Aufgabenfeldern umzusehen, in die vorhandene Kompetenz eingebracht werden kann. *Ärztenetze* können ein unmittelbares Interesse an der Teilnahme an MCOs des Network-Model haben. Die Tätigkeit der Hausärzte wird hier zudem aufgewertet. Die *Krankenhäuser* sind derjenige Bereich, in dem durch HMOs die größten Einsparungen erzielt werden und die deshalb mit einem starken Nachfragerückgang zu rechnen haben. Andererseits kann die Kooperation mit einer HMO dem einzelnen Krankenhaus auch neue Patienten zuführen. Insgesamt haben wir die Motivation von Krankenhäusern zur Teilnahme an HMOs daher als durchschnittlich bewertet. Für die *ausländischen MC-Organisationen* ist Deutschland einer der europaweit größten Gesundheitsmärkte. Bei *Großunternehmen* ist neben der Möglichkeit zur unmittelbaren Gewinnerzielung aus der Tätigkeit der HMO der Absatzmarkt für medizintechnische Produkte interessant. Außerdem bietet sich großen Konzernen hier eine Möglichkeit zur Senkung der Lohnnebenkosten für ihre Mitarbeiter an. Den *Versicherungsunternehmen* erschließt sich ein neues großes Kundenpotential mit einer sicheren Nachfrage. Es bietet sich zudem die Koppelung mit Versicherungsleistungen in verwandten Bereichen wie der privaten Alters- und Invaliditätsvorsorge an.

Protagonist/ Kompetenz	Unter- nehmeri- sche Kompe- tenz	Finanzie- rungs- poten- tial	Regio- nale Markt- macht	Fachli- che Akzep- tanz	Verständnis für das deutsche Gesund- heitssystem	Motiva tion
Krankenkassen	0	+	+	+	++	++
– darunter: Regional konzentrierte Kassen (BKK)	0	+	++	+	++	++
Kassenärztliche Vereinigung	0	0	+	+	+	0
Ärztenetz	+	0	+	+	0	+
Krankenhaus	+	0/+	0	+	+	0
Ausländische MC-Organisation	++	++	--	-	--/++	++
Großunternehmen	++	++	-	-	-	+
Versicherungs- unternehmen	+	++	0	0	+	+

++ sehr hoch + hoch o durchschnittlich - gering - - sehr gering

Tabelle 5:
Geforderte Kompetenzen für Betreiber einer HMO und deren Ausprägung bei ausgewählten Protagonisten.[216]

5.2.3 Partnerschaften

Wir haben gesehen, daß es durchaus Organisationen gibt, die als Führer bei einer Einführung eines HMO-Systems in Frage kommen. Allerdings verfügt keine dieser Organisationen über Kompetenzen in allen relevanten Bereichen, so daß es sich anbietet, Kooperationen mehrerer Betreiber zu bilden, die über komplementäre Kompetenzen verfügen. Über eine besonders gute Ausgangslage verfügen die Krankenkassen, die alleine kurzfristig die notwendige Zahl an Versicherten aufbringen können. Neuffer[217] hält zudem die Koordinierungsfunktion

---

[216] Verändert und erweitert nach Neuffer S. 255.
[217] Ebd. S. 261 f.

der Kassen für unentbehrlich und verweist darauf, daß die ersten Initiativen zu Managed-Care-Konzepten im Ausland stets von den großen Kostenträgern ausgegangen seien. Ähnlich ist der Ansatz der Integrierten Versorgung in der GKV-Gesundheitsreform, die wir wegen des Fehlens einiger grundlegender Voraussetzungen allerdings nicht als ein HMO-System in unserem Verständnis betrachten können.[218] Die Mitarbeit der Kassenärztlichen Vereinigungen – unter der bestehenden Rechtslage gefordert – erscheint in einem zunächst regionalen Konzept entbehrlich; sie kann durch ein Ärztenetz ersetzt werden, zudem sind Verträge mit Krankenhäusern zu schließen oder diese als Partner einzubinden. Besonders gute Voraussetzungen sehen wir für Initiativen, die von den Betriebskrankenkassen ausgehen, sofern sich die dahinterstehenden Unternehmen zur unterstützenden Teilnahme entschließen. Wegen des regional begrenzten Einzugsgebiets nicht geöffneter Betriebskrankenkassen gestaltet sich die Vertragschließung mit naturgemäß ebenfalls regional begrenzt tätigen Ärztenetzen besonders einfach. Die fehlenden Kompetenzen Dispositiver Faktor und Finanzierungspotential können durch das zugrundeliegende Unternehmen eingebracht werden. Wegen des Arbeitgeberanteils zu den Kassenbeiträgen besteht auch für das Unternehmen ein Anreiz zu niedrigen Beitragssätzen. So weitet etwa der Automobilkonzern Daimler-Chrysler seine Betriebskrankenkasse, die einen relativ niedrigem Beitragssatz erhebt, bereits heute auf die Versicherten von immer mehr Betriebsstätten aus.[219]

5.3 Handlungslogische Widerstände gegen die Durchsetzung

Das Krankenversicherungswesen hat sich in Deutschland in der Vergangenheit als verhältnismäßig reformresistent erwiesen. Trotz des bereits seit Anfang der 70er Jahre absehbaren Reformbedarfs sind grundlegende Veränderungen ausgeblieben. Dabei ist empirisch festzustellen, daß auch ex ante nicht akzeptierte Reformen ex post schnell eine hohe Akzeptanz erreichen können. Trotzdem wird man sich bei der Einführung von HMO-Strukturen nicht über bestehende Vor-

---

[218] So ist der stationäre Sektor nicht eingebunden, die Versicherten haben kaum einen Anreiz zur Teilnahme, es fehlt an der organisatorischen Trennung der Systeme, Leistungserbringer und Kostenträger sind nicht durch ein kompatibles Anreizsystem verbunden usf.

[219] S. Knaup/Neubacher: Spielball der Lobby, Der Spiegel (2001) H. 27.

behalte und Interessenkonstellationen hinwegsetzen können. Insbesondere rechnen wir mit dem Auftreten von Informationsgefällen, Status-quo-Präferenz und Kollektivgutproblemen.

5.3.1 Informationsdefizit nach Downs

Die politische Akzeptanz von Änderungen im Krankenversicherungswesen muß letztendlich vom Bürger ausgehen. Dabei werden persönliche Erfahrungen im Bereich der Leistungsinanspruchnahme als Patient vorhanden sein. Es ergibt sich dadurch eine Fokussierung auf den Teilausschnitt der Leistungserbringung, der aus eigenen Anschuung bekannt erscheint, ohne daß von daher eine tatsächliche „Kenntnis der Zusammenhänge"[220], die einen „informierten Bürger"[221] ausmachen, vorliegt – wichtige Aspekte, die Anthony Downs in seiner *Ökonomischen Theorie der Demokratie* thematisiert. Wegen einer solchen Halbinformiertheit fehlt gegebenenfalls auch das Bedürfnis nach genauerer Information. So wird bei Leistungsinanspruchnahmen wohl festgestellt werden, daß die Qualität bei verschiedenen Anbietern schwankt, über die Ursachen herrscht allerdings Unkenntnis, über die Auswirkungen von Reformen Ungewißheit.[222] Mit Downs rechnen wir nicht mit einer Information der Bürger von Seiten einer politischen Führung her,[223] die den Bürger in diesem Sinne informieren könnte oder wollte. Insbesondere liegen die Kommunikationsressourcen nicht in den Händen der breiten Masse der Pflichtversicherten.[224] Heute gelingt es den privaten Krankenversicherungsunternehmen trotz ihres aufgrund der gesetzlichen Regelungen relativ geringen Kundenpotentials und Anteils an den Ausgaben in der Krankenversicherung kommunikativ weit überproportional präsent zu sein. Zudem hat sich noch keine Gruppe formieren können, die ein spezifisches Partikularinteresse an der Einführung beziehungsweise der Ausweitung oder dem Weiterbestehen von HMOs hat, weshalb unentgeltliche Informationen[225] hierzu kaum bereitgestellt werden. Wohl aber bestehen vielfältige

---

[220] Downs: Ökonomische Theorie der Demokratie, 1968, S. 76.
[221] Ebd. S. 77.
[222] Ebd. S. 79.
[223] Ebd. S. 85.
[224] Vgl. ebd. S. 230.
[225] Ebd. S. 216 f.

Partikularinteressen auf der Widerstandsseite, die sich über lange Zeit formieren konnten. Es lohnt sich auch für den Bürger nicht, sich entscheidungsrelevante Informationen selbst zu verschaffen, denn die Kosten der Informationsbeschaffung übersteigen leicht den individuellen Nutzen aus einer Reform. Downs stellt fest, daß es für einen rational kalkulierenden Wahlberechtigten nicht rational sei, sein politisches Wahlrecht auszuüben, weil der zu erwartende Nutzen wegen des geringen Gewichts, das der einzelnen Stimme unter den Millionen abgegebenen Stimmen zukommt, stets geringer sei als der Aufwand von Meinungsbildung und Wahlakt. Im speziellen Bereich der Entscheidung über ein Krankenversicherungssystem gilt dies noch verstärkt: Das Differential zwischen den beiden zur Entscheidung stehenden Möglichkeiten ist verhältnismäßig gering, die Unsicherheiten wegen der Komplexität und Spezifizität der Zusammenhänge hoch und die Wahrscheinlichkeit der marginal entscheidenden Einflußnahme sowieso zu vernachlässigen. Der „Wert" der einzelnen Stimme ist also äußerst gering. Downs kommt daher zum Schluß, daß die Neigung zu politischer Einflußnahme nicht ökonomisch zu begründen ist und Beweggründe des feststellbaren Interesses an politischer Teilnahme daher der Konsumsphäre zuzurechnen ist – etwa das irrationale Gefühl, seiner Meinung Ausdruck verliehen zu haben. Dafür eignet sich die Entscheidung zwischen einer Reform oder nicht-Reform der GKV allerdings denkbar schlecht: Es fehlt das ideologische Herzblut. Ein einigermaßen funktionierendes System wird vorausgesetzt, die Beschäftigung mit Detailfragen ist man gerne zu delegieren bereit.[226] Weil dieser Teilaspekt im Programm einer politischen Partei zum einen kaum zu ideologischen Abgrenzungen taugt und zum anderen wegen seiner Komplexität schwer zu vermitteln ist, wird er im politischen Prozeß tendenziell vernachlässigt werden und entzieht sich daher auch einer detaillierten Meinungsbildung in der Bevölkerung.

---

[226] Vgl. dazu die Bevölkerungsstudie des Emphasis-Instituts über den Reformbedarf im Gesundheitswesen, Rieser: Bloß keine Revolution im Gesundheitswesen, Deutsches Ärzteblatt; 96 (1999) S. A-741 f.

5.3.2 Status-quo-Präferenz: Besitzeffekt und Verlustaversion

Doch selbst wenn die entscheidungsrelevanten Informationen vorliegen würden, handeln die Akteure noch lange nicht rational. Es ist bei politischen Reformvorhaben empirisch oft zu beobachten, daß ex ante nicht akzeptierte Reformen ex post schnell eine hohe Akzeptanz erlangen können, was nicht etwa mit Informationsproblemen oder Unsicherheit zu tun hat; beispielsweise bei der kontrovers geführten Diskussion um die Verlängerung der Ladenöffnungszeiten von bisher 18.30 Uhr auf 20 Uhr im Jahr 1996 bestanden für die Konsumenten kaum Unsicherheiten über den Zuwachs an Freiheitsgraden,[227] die auch rasch genutzt wurden.[228] Eine Rückkehr zu der früheren restriktiven Regelung erscheint heute kaum mehr durchsetzbar. Diese Beobachtung entspricht grundsätzlichen psychologischen Gesetzmäßigkeiten. Nach einer Erhebung von Samuelson und Zeckhauser[229] werden allgemein negative Entwicklungen von den Betroffenen stärker bedauert, wenn sie die Folge eigenen Handelns sind, als wenn sie bei nur passivem Abwarten eintreten. Je größer zudem das ideelle oder ökonomische Engagement in dem betreffenden Bereich war, desto länger wird am Status quo festgehalten, selbst wenn daraus Nachteile entstehen. Versunkene Kosten spielen in der Psyche also durchaus eine Rolle. Zudem werden die Opportunitätskosten regelmäßig zu niedrig bewertet. Ein weiteres Phänomen ist die Verlustaversion (auch *loss aversion* oder *endowment effect*), nach der der Verlust eines Teils eines Gutes stärker erlebt wird, als ein gleichzeitiger Gewinn von objektiv gleicher Höhe.[230] Dieser Effekt erschwert Reformen überhaupt, auch im Gesundheitswesen: Reformgewinne werden subjektiv systematisch zu niedrig bewertet. Schon um das subjektive Wohlfahrtsniveau des Status quo zu erreichen, muß damit das objektive Wohlfahrtsniveau gesteigert worden sein. Nach einiger

---

[227] Heinemann: Die Psychologie irrationaler Wirtschaftspolitik am Beispiel des Reformstaus, 2000, S. 6. Eine popularisierte Kurzfassung hiervon ist ders.: Da weiß man, was man hat, FAZ vom 2. 6. 2001, S. 13.

[228] S. Halk/Träger: Wie wirkt das neue Ladenschlußgesetz auf den Einzelhandel?, Ifo-Schnelldienst (1999) H. 1 - 2.

[229] Samuelson/Zeckhauser: Status Quo Bias in Decision Making, Journal of Risk and Uncertainty; 1 (1988) S. 7 - 59.

[230] S. Zaborowski: Gründe und Folgen der Zahlungsunfähigkeit und Überschuldung privater Haushalte in der Schweiz, 1999, S. 94 f.

Zeit tritt wieder eine Gewöhnung ein und das empfundene Wohlstandsniveau im Status quo verschiebt sich entsprechend.

5.3.3 Kollektivgüter und kleine Gruppen

Die Absicherung gegen Krankheitsrisiken in der Gesetzlichen Krankenversicherung hat durch einen Absicherungsgrad von über 90 Prozent der Bevölkerung heute Kollektivgutcharakter. Selbstverständlich bereitet es keinerlei technische Schwierigkeiten, einen Erkrankten von der Inanspruchnahme von Gesundheitsleistungen auszuschließen. Zum Kollektivgut wird die Gesundheitsversorgung heute aus ethischen Gründen. Das moralische Recht auf eine menschenwürdige Existenzsicherung ist fundamentaler Art, weil es die unabdingbare Voraussetzung für die Ausübung aller übrigen Rechte darstellt. Seine ethische Begründung findet es in der Würde des Menschen, wie sie in Art. 1 Abs. 1 GG an prominenter Stelle kodifiziert ist. „Eventuell auftretende Zielkonflikte mit anderen gesellschaftspolitischen Aufgaben müssen deshalb – unter der Voraussetzung hinreichender Ressourcenverfügbarkeit – zugunsten dieses Grundrechtes entschieden werden", stellt Enderle[231] fest.

Allerdings profitieren die Beteiligten davon in unterschiedlichem Maße. Exemplarisch heben wir drei Gruppen heraus:

1. Gesunde Versicherte
2. Versicherte, die einer Behandlung bedürfen
3. Leistungserbringer, besonders Ärzte.

Wir beobachten, daß der Grad der persönlichen Betroffenheit sich hier umgekehrt proportional zur Gruppengröße verhält. Die große Zahl der gesunden Versicherten profitiert zunächst bloß von der Gewißheit, im Krankheitsfall einen Behandlungsanspruch zu haben; die Gruppe der Kranken[232] erzielt unmittelbar einen geldwerten Vorteil. Einen solchen erzielen ebenfalls die Leistungserbringer, die ihre ökonomische Existenz aus den Behandlungsleistungen beziehen. Entscheidungen über den Umfang und die Art der Leistungserbringung erfolgen heute im gesamtpolitischen Rahmen; die Selbstverwaltungsorgane der gesetzli-

---

[231] Enderle: Ökonomische und ethische Aspekte der Armutsproblematik, 1992, S. 148.

[232] Je nach Abgrenzung über das obere Ausgabenpercil oder den Krankenstand etwa 5 bis 10 Prozent der Versicherten; auf die genaue zahlenmäßige Abgrenzung kommt es hier nicht an.

chen Krankenkassen haben weitgehend nur mehr ausführende Funktion.[233] Die Interessen der drei beteiligten Gruppen sind divergent: Das Hauptaugenmerk der gesunden Versicherten wird auf niedrigen Beiträgen liegen. Der Nutzen der Leistungserbringer ist abgeleiteter Art und stimmt im quantitativen Bereich innerhalb gewisser Grenzen mit derjenigen der Patienten überein, denen wiederum innerhalb gewisser Grenzen mit einer steigenden Ausbringungsmenge an Gesundheitsleistung auch ein steigender Nutzen gestiftet wird.[234] Daß das Mittel zur Nutzenbefriedigung hier in den beiden Gruppen Arzt und Patient nicht das gleiche ist, nämlich Gesundheitsleistung auf der einen, Geld auf der anderen Seite, und auch der befriedigte Nutzen nicht gleicher Art ist, nämlich beim Patienten bessere Gesundheit, beim Leistungserbringer Mittelerzielung zur allgemeinen Lebensgrundlage, steht der Anwendung des Kollektivgutansatzes nicht entgegen. Maßgeblich ist, daß aus dem Konsum von Gesundheitsleistungen seitens des Patienten ein zumindest mittelbarer Nutzen ausgeht und von diesem Konsum niemand ausgeschlossen werden kann.

Dabei sind die Voraussetzungen für die Interessenorganisation verschieden stark ausgeprägt. Der Ärzteschaft ist es gelungen, eine wirksame Interessenvertretung aufzubauen. Olson bietet in seiner Theorie der Interessengruppen[235] dafür eine überzeugende Erklärung. Maßgeblich ist weniger die Tatsache, daß der Leistungserbringer von der Spezifität seines Konsums her eine größere Menge konsumieren kann – der Konsum von Gesundheitsleistungen seitens des Patienten führt ab einem gewissen Niveau bestenfalls zu keinem weiteren Nutzenzuwachs, schlimmstenfalls zu einem negativen Nutzen, wohingegen die Absorptionsfähigkeit von Geld seitens des Leistungserbringers als weitgehend unbeschränkt angenommen werden kann. Bei der Organisation der Ärzteschaft –

---

[233] S. Lampert: Soziale Selbstverwaltung als ordnungspolitisches Prinzip staatlicher Sozialpolitik, 1983, S. 38 - 45.

[234] Leistungsinanspruchnahme - nicht Leistungs*erbringung* - über diese Menge hinaus ist nicht mehr durch die Kollektivguttheorie zu erklären; hier müssen andere Ansätze herangezogen werden, so etwa die These von der angebotsinduzierten Nachfrage, Informationsdefiziten und dergleichen. Etwas anderes würde bei der Anwendung von Fall- oder Kopfpauschalen gelten, dann gingen die Interessen von Leistungserbringer und -empfänger zumindest teilweise auseinander.

[235] Olson: Die Logik kollektiven Handelns, 1968.

den Kassenärztlichen Vereinigungen – sind zwar nicht die Voraussetzungen gegeben, die eine „kleine Gruppe" ausmachen, in der „sich durch freiwilliges und rationales Handeln eines oder mehrere Mitglieder mit einer bestimmten Menge des Kollektivgutes versorgen können"[236], doch hat sie durch eine quasihoheitlich übertragene Monopolstellung und Zwangsmitgliedschaft vor den anderen Gruppen einige organisationstechnische Vorteile. Alle Ärzte, die an der vertragsärztlichen Versorgung teilnehmen, sind von daher Mitglieder dieser Vereinigung. Zur Ausübung ihres gesetzlichen Versorgungsauftrags und zur Sicherstellung weiterer hoheitlicher Aufgaben ist ihnen öffentlich-rechtlicher Status verliehen.[237] Um ihren Versorgungsauftrag erfüllen zu können, verfügen die Kassenärztlichen Vereinigungen zudem über einen umfangreichen Personalstand und organisatorische Ausstattung. Daneben vertreten die Kassenärztlichen Vereinigungen auch in genossenschaftlicher Funktion die Interessen ihrer Mitglieder. zwischen dem Ressourceneinsatz für genossenschaftliche und lobbyistische Zwecke läßt sich kaum abgrenzen. Die Kosten aus beiden Funktionsbereichen werden auf die Mitglieder der Vereinigung nach eigener Satzung umgelegt. Der Betrag wird in der Regel als Anteil an der bei den Kassenärztlichen Vereinigungen durchlaufenden Arztvergütung einbehalten.[238] Die Kassenärztliche Vereinigung profitiert bei der Beitragserhebung von zwei Vorteilen: Die Bezüge des beitragspflichtigen Mitglieds sind bekannt und der entfallende Beitrag kann direkt einbehalten werden. Ersteres schließt ein Trittbrettfahrerverhalten einzelner Ärzte aus, letzteres schränkt für die ärztlichen Mitglieder die Transparenz über die Höhe der Zahlung ein. Ihr Zahlungswiderstand wird damit geringer sein. Von den wenigen Mitgliedern, deren Bezüge nicht über die KV abgerechnet werden – hauptsächlich die heute seltener anzutreffenden ermächtigten Ärzte – können Pauschalbeiträge erhoben werden.[239] Die erhobenen Beiträge „dienen [satzungsgemäß] insbesondere zur Bestreitung der Verwaltungsausgaben, für Wohlfahrtseinrichtungen und für sonstige Aufgaben der KVB

---

[236] Ebd. S. 30.
[237] S. § 77 V SGB V.
[238] Vgl. etwa die Satzung der KV Bayerns § 15.
[239] Ebd., § 15 Abs. 1.

[Kassenärztlichen Vereinigung Bayerns][240], ohne näher abgegrenzt zu werden. Wie groß der Anteil für eigene Interessen der KV oder für Lobbyaktivitäten ist, ist nicht ohne weiteres ersichtlich. Den Kassenärztlichen Vereinigung ist es somit gelungen, zu einer staatlich geförderten Interessenvertretung zu werden.[241] Keines der Zwangsmitglieder kann sich ihren Entschlüssen etwa durch ein Opting out entziehen. Das Interesse ihrer Klientel liegt tendenziell in der Ausweitung der Aufgaben und Ausgaben der ambulanten ärztlichen Versorgung. Auf der Seite der Versicherten und Patienten ist eine solche staatlich geförderte Interessenorganisation nicht feststellbar. Somit hat die Ärzteschaft einen Vorteil bei der Durchsetzung ihrer Interessen, dem nur verhältnismäßig schwächer organisierte anders gerichtete Interessen entgegenwirken. Dieser organisatorische Vorsprung muß bei Reformvorhaben zu Lasten der Ärzteschaft überwunden werden. Daneben ist es nicht auszuschließen, daß die Kassenärztlichen Vereinigungen Eigeninteressen ihrer Organisation verfolgen, die nicht den Interessen ihrer Mitglieder dienen. Hier ist etwa an den personellen Ausbau der Organisation zu denken.

5.4 Durchsetzung im Systemwettbewerb

Es bedarf besonderer Anstrengungen, um diese Reformwiderstände zu überwinden. Zudem können neue Konzepte zur Versorgung nicht unter Laborbedingungen erprobt werden. Der überragende Wert, der gesellschaftlich der Gesundheitsversorgung zugemessen wird und die Berücksichtigung individueller Schicksale, die eben nicht zeitlich zu steuern oder zu verlagern sind, macht es notwendig, daß einige zentrale und grundlegende Anforderungen an Reformen zu jedem Zeitpunkt eines Reformprozesses erfüllt sind. Diese formulieren wir in sieben[242] Thesen zu Reformen und Reformprozessen.

> **Gewährleistung jederzeitiger Versorgungssicherheit** für alle Bürger unabhängig von Einkommen oder sozialem Status hinsichtlich der medizinisch notwendigen Kernversorgung. Eine solidarische Finanzierung erscheint notwendig.

---

[240] Ebd.
[241] Zur staatlichen Förderung politischer Pressure Groups s. Olson S. 146 - 150.
[242] Die Nummern 1 bis 5 in Anlehnung an Böcken S. 16 f.

Eine Reform kann sich also nicht auf eine bloße Leistungsreform beschränken, sondern muß stets auch einen Weg für eine angemessene Lastenverteilung und -umverteilung aufzeigen. Die Versorgung muß zudem unabhängig von Erfolg oder Mißerfolg des Reformprozesses gesichert bleiben.

Gewährleistung jederzeitiger Steuerungsfähigkeit des Gesundheitssystems mit seinen vielen Beteiligten, die teilweise unterschiedliche Interessen verfolgen.

Gegen eine an der Finanzierung oder Leistungserbringung beteiligte Gruppe kann eine Reform nicht durchgeführt werden. Der Reform ablehnend gegenüberstehende Gruppen müssen entweder überzeugt und integriert oder aber konsequent ausgegrenzt werden. Außerdem muß das Gesundheitswesen an Veränderungen des Umfeldes wie Veränderungen in der Morbiditätsstruktur oder dem allgemeinen Lebensstandard angepaßt werden können.

Wirtschaftlichkeit in Finanzierung und Leistung sollte mit der Schaffung von adäquaten Anreizstrukturen für die Inanspruchnahme und Leistungserbringung einhergehen. Eine wirksame Kostenkontrolle ist unabdingbar, diese setzt Kostentransparenz voraus. Hierzu gehört es auch, seitens des Beitragsaufkommens und -zusammensetzung wandelnde Einkommensstrukturen zu berücksichtigen.

Die Wirtschaftlichkeit bemißt sich nach verringerten Ausgaben bei gleichen oder erhöhten Ausgaben bei überproportional besserem Behandlungserfolg. Das Beitragssystem muß flexibel auf Veränderungen im Umfeld angepaßt werden können, etwa an eine veränderte Einkommensstruktur und -verteilung.

Versorgungsqualität ist eng mit der Wirtschaftlichkeit verknüpft. Nur qualitativ angemessene Leistungen sind letztendlich wirtschaftlich sinnvoll. Die Erbringung solcher Leistungen setzt angemessene organisatorische Strukturen voraus, wie etwa in der Zusammenarbeit verschiedener Gruppen der Leistungserbringer auf stationärer oder ambulanter Ebene oder hinsichtlich des medizinischen Hilfspersonals.

Qualität bedarf eines Maßstabs, anhand der sie gemessen werden kann, der sich etwa in Normen niederlegen läßt. Wo arbeitsteilig gearbeitet wird, sind auch Prozeßnormen notwendig; integrierte Strukturen sind hier flexibler.

Nachhaltigkeit stellt weniger die Behandlung von Krankheit als die Gesundheitserhaltung in den Mittelpunkt der Betrachtung. Auf organisatorischer Ebene umfaßt sie die Anpassungsfähigkeit des Systems an Veränderungen der Rahmenbedingungen. In der medizinischen Wissenschaft und der Medizintechnologie werden ständig neue Behandlungsverfahren entwickelt. Diese sind den Patienten zugänglich zu machen. Außerdem ändert sich das Nachfrageverhalten der Patienten, das exogen durch Umwelteinflüsse ebenso wie die Eigenverantwortung und Konsumentensouveränität bestimmt wird.

Auch auf Seite des Kostenträgers müssen entsprechende Anreizstrukturen geschaffen werden, um den Präventionsgedanken wirtschaftlich interessant zu machen. Dies erfordert Institutionen, die eine auch versichertenbezogen langfristige Planung unterstützen, ohne den Versicherten aber in seinen Wahlmöglichkeiten unbillig zu beschränken. Wegen der begrenzten Informationsgrundlage des Versicherten für seine Entscheidungen sollten diese stets in angemessenen Fristen revidierbar sein; anderenfalls ist Konsumentensouveränität nicht denkbar, sondern eine Führung durch Spezialisten wäre notwendig. Letzteres ist mit freiheitlichen Vorstellungen kaum zu vereinen. Neue Behandlungsmethoden sollten in vorhandene Strukturen eingepaßt werden können.

Weiternutzung vorhandener Infrastruktur ist eine grundlegende Voraussetzung, um eine Reform ohne überbordende große Kosten einzuführen und sie nicht schon von daher scheitern zu lassen. Zu den vorhandenen Infrastrukturen gehören auch die organisatorischen Leistungen von Verbänden, Institutionen und Leistungserbringern.

Die Umwidmung vorhandener Institutionen ist oft mit Kosten verbunden, die sich etwa aus der Umnutzung von Gerät oder der Entlassung von Personal und dessen Wiederanstellung im neuen System ergeben. Kurz- und mittelfristig wäre außerdem mit Engpässen bei verschiedenen Faktoren wie Führung (Dispositiver Faktor) oder Kontrolle zu rechnen.

Der individuelle Freiheitsgrad im Sinne eines liberalen Freiheitsbegriffs der individuellen Betätigung und Entfaltung soll möglichst hoch sein.

Dies wird auch in GG Art. 2 Abs. 1 verlangt.

5.4.1 Was ist Systemwettbewerb?

Ein System in schulmäßiger Definition ist eine Anzahl von Elementareigenschaften, die mit einander in Beziehung stehen. Sie konstituieren sich, indem aus der Vielzahl der möglichen Elementareigenschaften einige herausgegriffen werden; da Vielfalt mit Komplexität gleichzusetzen ist, so bedeutet Systembildung also die Reduzierung von Komplexität.[243] Wir haben aus dem Möglichkeitsrahmen der Absicherung des Behandlungsrisikos im Krankheitsfall zwei organisierte, komplexe Systeme abstrahiert. Auf der einen Seite das bestehende System der GKV, auf der anderen ein realistisch modelliertes System zur Versorgung innerhalb von HMOs. Bei der Gesichtspunktwahl[244] verfuhren wir pragmatisch: Bei den Reformen zur Einführung von HMOs sollten Aussichten auf Realisierung innerhalb des bestehenden Sozialsystems bestehen, und das in einem überschaubaren Zeitrahmen. Selbstverständlich erwarten wir aus den vorgeschlagenen Reformen eine Verbesserung des bestehenden Zustandes. Gewiß-

---

[243] Vgl. Leipold: Wirtschafts- und Gesellschaftssysteme im Vergleich, 1988, S. 4 - 8.

heit darüber kann nur die Realität verschaffen und es stellt sich die Frage, wie die Überlegenheit des einen oder anderes Systems in der Realität überprüft werden kann. Im wirtschaftlichen Bereich wird über den Erfolg und Mißerfolg eines Angebotes durch dessen Annahme oder Ablehnung seitens des Kunden entschieden. Nach volkswirtschaftlichem Verständnis stehen sich Wirtschaftseinheiten am Markt gegenüber, wobei die Anbieter versuchen, möglichst vorteilhaft wirtschaftliche Leistungen zu verkaufen, die Nachfrager, diese möglichst billig einzukaufen.

5.4.1.1 Warum Wettbewerb

Das gegenwärtige System des Gesundheitswesens und der Gesetzlichen Krankenversicherung ist seit Gründung keiner ernstlichen Marktsteuerung ausgesetzt worden. Er wird von jeher als ein „wettbewerbspolitischer Ausnahmebereich"[245] angesehen. Wettbewerb kann seine Allokationsfunktion nur erfüllen, wenn auf der Anbieter- und auf der Nachfragerseite eine hinreichende Anzahl von Marktteilnehmern vorhanden ist. Heute fehlt es daran zumindest auf der Anbieterseite. Dadurch können sich etliche Vorteile von Wettbewerbsprozessen, die in anderen Bereichen ausgleichend wirken, hier nicht entfalten. Sollten ökonomische Kriterien für Wettbewerbsmodelle im Gesundheitsbereich angewendet werden, so ist zu untersuchen, ob die Gesetzliche Krankenversicherung marktwirtschaftlich zu organisieren ist, und ob die damit zu erwartenden Ergebnisse erwünscht sind.

5.4.1.2 Die Beziehung zwischen Arzt und Patient im Steuerungssystem Markt

Wir geben zunächst einen knapp gefaßten Überblick über die Kernpunkte des Marktmechanismus, die wir dann auf die Beziehung zwischen Arzt und Patient übertragen.[246] Die Grundlage marktwirtschaftlicher Steuerung ist das seit der Klassik angenommene triebhafte Streben des Menschen, seinen eigenen Nutzen zu verfolgen und diesen zu maximieren.[247] Es ist Aufgabe der marktwirtschaftli-

---

[244] S. Weber: Die „Objektivität" sozialwissenschaftlichen und sozialpolitischer Erkenntnis, [1904], S. 170 und passim.

[245] Kortendieck: Gesundheitsökonomie und Wirtschaftspolitik, 1993, S. 22.

[246] Angelehnt an Meyers-Middendorf S. 180 -189.

[247] Vgl. bereits Adam Smith: Der Wohlstand der Nationen, [1789], S. 17 und passim.

chen Steuerung dafür zu sorgen, daß die individuell erzielten Ergebnisse zugleich den gesellschaftlichen Nutzen steigern. Dazu besorgen sich die Akteure entscheidungsrelevante Informationen im angemessenen Umfang. Ein weiteres Merkmal ist die organisatorische Trennung einzelner Steuerungsziele: Entscheidungen über die kostenoptimale Produktion und den Ressourceneinsatz obliegen dem Produzenten, der Konsument entscheidet, wie er seine begrenzten Mittel auf den Konsum verschiedener Güter aufteilt, um seinen Nutzen zu maximieren. Dazu bedarf er einiger Handlungsfreiheit. Auf dem Markt treten die Akteure in Tauschbeziehungen; die Preise ergeben sich aus den Produktionskosten und der Knappheit eines Gutes. Durch die freie Preisbildung können letztendlich Produkte also in einem so großen Umfang in Anspruch genommen werden, wie die Anbieter diese zur Verfügung zu stellen bereit (und in der Lage) sind. Die Knappheitsgrade der einzelnen Güter werden durch ihre Preise angezeigt. Der Preismechanismus besitzt zudem Sanktionscharakter. Vermittels des „Preisausschlußprinzips" werden nicht zahlungskräftige Nachfrager und teurere Anbieter vom Marktgeschehen ausgeschlossen. Charakteristisch ist der selbststeuernde Effekt des Lenkungsmechanismus Markt, der Angebot und Nachfrage auszugleichen vermag. Die Allokation wird zweifach optimiert: Durch die Befriedigung der individuellen Bedürfnisse wird ein aggregierter gesellschaftlicher Nutzen gestiftet, zum anderen werden die Produktionsressourcen nach Realisierung der Minimalkostenkombination optimal verwertet. Die nach der Leistung gestaffelten Einkommen geben zudem einen Anreiz zu produktiver Tätigkeit.

Wegen einiger Besonderheiten im Angebot und in der Nachfrage nach Gesundheitsleistungen sind die Möglichkeiten des marktwirtschaftlichen Wettbewerbs im Rahmen der Krankenversorgung sehr eng gesteckt - das Ergebnis entspräche absehbar nicht dem gesellschaftlich gewünschten. Innerhalb der ökonomischen Betrachtung gibt es dafür einige Gründe.[248]

Die Ergebnisse des Marktprozesses sind unzureichend, wenn die Konsumenten auf der **Nachfragerseite** über die Mittel zur Befriedigung ihrer Bedürf-

---

[248] S. Meyers-Middendorf S. 190 - 204; Breyer/Zweifel: Gesundheitsökonomie, 1997, S. 156 - 160.

nisse nicht selbst bestimmen können. Diese *Konsumentensouveränität* fehlt einem Patienten nicht etwa nur im Fall der Bewußtlosigkeit, sondern regelmäßig. Bei Erkrankungen hat der Nachfrager das Bedürfnis, seine Gesundheit wiederherzustellen. Daraus erwächst eine abgeleitete Nachfrage nach Gesundheitsgütern,[249] die zunächst recht unspezifisch ist. Zur genaueren Spezifikation bedarf der Patient der Mithilfe des behandelnden Arztes. Dieser verfügt hier über einen großen Entscheidungsfreiraum, da der Patient die tatsächlich gegebenen zweckmäßigen Handlungsmöglichkeiten und deren Zielwirkungen nicht überschauen kann. Durch diese *Intransparenz* kann der Patient auch den verlangten Preis nicht in dessen Angemessenheit einschätzen. Diese Intransparenz der Leistungserbringung läßt sich oft auch nicht ansatzweise durch erhöhte Information kompensieren, da die *Dringlichkeit der Nachfrage* dies nicht zuläßt: In ernsthaften Fällen ist oft sofortige Behandlung geboten. Die existentielle Bedeutung mancher medizinischer Leistungen läßt die *Preiselastizität gering* werden, im Grenzfall wird ein ernstlich erkrankter sein gesamtes Vermögen einsetzen. Damit besteht ein Machtungleichgewicht zwischen den Akteursseiten am Markt.

Auf der **Seite der Anbieter** äußert sich dieses Machtgefälle in der Möglichkeit zur Schaffung *Angebotsinduzierter Nachfrage,* wobei es plausibel erscheint, daß zumindest ein Teil der Ärzte ihre medizinischen Leistungen unter dem Gesichtspunkt der Einkommensmaximierung über das medizinisch notwendige Maß hinaus erbringen. Zudem verfügen sie über erhöhte *Preissetzungsmöglichkeiten.* Ernsthaft kranke Menschen werden oft nicht zu Preisverhandlungen in der Lage sein. Weil zudem gleichartige Gesundheitsgüter vom gleichen Individuum tendenziell nicht sehr häufig in Anspruch genommen werden, verfügen die Patienten weder über Erfahrungen über die Wirksamkeit einer Behandlungsart noch über einen Überblick über die Marktpreise. Außerdem ist das *Angebot* des Arztes *wenig elastisch.* Die Menge, die er an Gesundheitsgütern zur Verfügung stellt, ist unabhängig von den Preisen durch seine Arbeitszeit bestimmt. Bei etwa zurückgehenden Preisen kann der selbständige Arzt nur in geringem Umfang in andere Leistungsbereiche ausweichen, sondern Einkom-

---

[249] Vgl. dazu das Grossmann-Modell der abgeleiteten Gesundheitsnachfrage, s. bspw. Schmitz S. 74 - 76.

menseinbußen nur durch vermehrte Arbeitsleistung ausgleichen. Damit ist ein inverses Anbieterverhalten zu erwarten.[250]

Wegen dieser Marktunvollkommenheiten erscheint ein marktlicher Wettbewerb zwischen den Leistungserbringern um die Gunst der Patienten nicht erfolgversprechend. Notwendig erscheint die Einführung eines Agenten des Patienten, der über eine bessere Marktübersicht verfügt und die Machtungleichgewichte zwischen der Nachfrager- und der Anbieterseite auszugleichen vermag.

5.4.1.3 Versuch einer Synthese: Systemwettbewerb als Hypothesentest

Obgleich Wettbewerb im neoklassischen Verständnis keinen Erfolg verspricht, so bedeutet der völlige Verzicht auf Wettbewerb für die Strukturen des Gesundheitswesens Starrheit. Die verschiedenen Akteure handeln innerhalb gewisser Handlungsspielräume autonom, daher kann der Gesetzgeber die Folgen etwa neu eingeführter Strukturen nur unvollkommen abschätzen. Es können zwar begründete Hypothesen der Folgen von Aktionen des Verordnungsgebers aufgestellt werden, ihre Überprüfung können diese aber nur in der Realität finden. So werden die Akteure aufgrund eines Gesetzes etwa zur Einführung eines HMO-Systems wohl ihre Handlungen an die neue Situation anpassen, im Detail besitzen sie allerdings einen weiten diskretionären Handlungsspielraum. Die verschiedenen Subjekte im Prozeß richten ihre Handlungen wiederum nach jeweils individuellen Hypothesen über die Realität aus, die nicht unbedingt mit den Intentionen des Regelungsgebers deckungsgleich oder kompatibel sein müssen. Sie kommen zu inkompatiblen Handlungsentscheidungen.[251] Aufgrund der Interdependenzen der verschiedenen Handlungen ist das Ergebnis kaum prognostizierbar – was selbstverständlich nicht an der Aufstellung mehr oder weniger plausibler und begründeter Hypothesen hindern soll. Die genaue Erkenntnis über die individuellen Pläne tritt allerdings erst durch das Handeln selbst zutage.[252] Hayek entwickelt eine Vorstellung vom „Wettbewerb als Entdeckungsver-

---

[250] S. Krämer: Eine ökonometrische Untersuchung des Marktes für ambulante kassenärztliche Leistungen, Zeitschrift für die gesamte Staatswissenschaft; 137 (1981), S. 45 - 61.

[251] Vgl. Kerber: Wettbewerb als Hypothesentest, 1997, S. 51.

[252] Vgl. Hayek: Wettbewerb als Entdeckungsverfahren, [1968], S. 249.

fahren", als einen Trial-and-Error-Prozeß, der ähnlich wie der wissenschaftliche Forschungsprozeß verläuft. Im Unterschied zu diesem – der allgemeine Gesetzmäßigkeiten aufzudecken sucht – stellt der Wettbewerbsprozeß allerdings auf die Entdeckung von „besonderen Umständen von Raum und Zeit"[253] ab. Ähnlich wie bei der Weber'schen Gesichtspunktwahl[254] weiß auch hier niemand vor Ablauf des Wettbewerbsprozesses, welches Ergebnis er bringen wird. Weil ohne den Wettbewerb nicht bekannt ist, welche besonderen Umstände genau vorliegen – denn er deckt ihre Implikationen erst auf – kann allerdings auch nicht ohne weiteres empirisch festgestellt werden, „wie wirksam er zur Entdeckung aller relevanten Umstände führt, die hätten entdeckt werden können"[255]. In unserem Systemwettbewerb erhoffen wir uns von dem Wettbewerbsprozeß, daß zumindest grobe Konzeptionsfehler aufgedeckt werden, damit diese noch rechtzeitig an die herrschenden – falsch eingeschätzten oder übersehenen – Umstände angepaßt werden können. Wir weichen allerdings für unseren Bezugsrahmen in einem wesentlichen Punkt von den Vorstellungen Hayeks ab. Die quasi biologistische Neukonzeption eines Gesundheitssicherungssystem ist im Rahmen der bestehenden Gesellschaftsstruktur nicht zu erwarten; ebenso erwarten wir in den bestehenden Strukturen keinen spontanen Variations-Selektions-Prozeß, vielmehr unterziehen wir ein komplett neu modelliertes System der wettbewerblichen Selektion. Ein solches neues System wiederum kann nur in den allgemeinen Grenzen der Anpassungsfähigkeit schrittweise weiter verbessert werden. Der von Hayek evolutionistisch verstandenen Herausbildung einer neuen Struktur helfen wir also nach und stellen sie insgesamt der Wertung durch den Wettbewerbsprozeß anheim. Der Trial-and-Error-Prozeß bezieht sich damit auf das System als ganzes, nicht auf einzelne Teilbereiche. Der Wettbewerb dient, wenn man so will, hier als eine Methode des Kritischen Falsifikationismus.[256] Um realiter die Möglichkeit des Scheiterns unserer Hypothese zu gewährleisten, muß parallel eine Ausweichmöglichkeit bereitgehalten werden. Diese Funktion übernimmt das weiterbestehende konventionelle Versorgungs-

---

[253] Hayek: Freiburger Studien, 1969, S. 2.
[254] S. Weber S. 170 und passim.
[255] Hayek: Studien S. 4, vgl. Kerber S. 34 f.
[256] S. Popper: Die Logik der Sozialwissenschaften, 1989, S. 105 f.

system. Was gesellschaftlich betrachtet ein Trial-and-Error-Prozeß zweier Systeme ist, ist hier auf der Mikroebene ein solcher der einzelnen versicherten Individuen, die in unserem Konzept die Möglichkeit haben, zwischen den beiden Systemen zu wechseln und sich so Erfahrungswissen über Vor- und Nachteile der Systeme anzueignen. Das erfolgreichere System bindet langfristig die größte Zahl an Versicherten.

5.4.1.4 Krankenversicherung im Produkt-Lebenszyklusmodell

In Abbildung 2 stellen wir einen solchen Produktlebenszyklus vor. Der Darstellung liegt die Annahme zugrunde, daß die angebotenen Versorgungsformen entwickelt, angeboten und von Versicherten angenommen werden und nach einer mehr oder weniger langen Zeit wieder verschwinden, da sie durch andere, bessere Produkte ersetzt werden. [257]

---

[257] Vgl. ähnlich für den Markt der privaten Krankenversicherung Helmich S. 25 f.

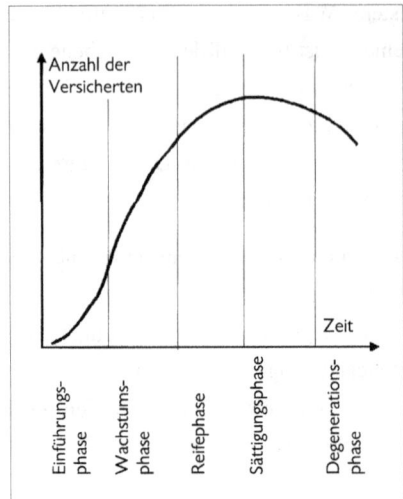

Abbildung 2:
Schematische Darstellung des Produktlebenszyklus[258]

Die Absicherung des Krankheitsrisikos kann als Produkt verstanden werden, das dem Produktlebenszyklus unterliegt. Das neue Produkt Versicherung und Versorgung im Rahmen einer HMO
diffundiert durch das soziale System der potentiellen Nachfrager, die jeweils verschiedene Anpas-
sungszeiten mit jeweils unterschiedlichen Adaptionszeiten aufweisen.[259] Ein Produktlebenszyklus stellt
generell den Verlauf und die Nachfrage nach einem allgemeinen Produktnutzen dar. Wegen seiner
aggregierten Form eignet er sich zur Typologisierung der Entscheidungssituation. In Fall der Entscheidung zwischen zwei Krankenversicherungssystemen zeigt die Abbildung den Mitgliederbestand
anhand von Mengen- und Wertgrößen im Zeitablauf; für besonders aussagekräftig halten wir die
Anzahl der Versicherten. In der Einführungsphase ist die neue Versorgungsform noch wenig bekannt.
Einige wenige besonders experimentierfreudige Versicherte schließen sich der neuen Versorgungsform
an und tragen ihre Erfahrungen in die Öffentlichkeit. In der Wachstumsphase ist die neue
Versorgungsform bereits bekannt und es setzt eine verstärkte Nachfrage ein. In der Reifephase ist die
neue Versorgungsform zur Selbstverständlichkeit geworden, in der folgenden Sättigungsphase ist die
Gruppe der potentiellen Versicherten in der neuen Versorgungsform bereits ausgeschöpft. Die
Degenerationsphase schließt den Zyklus des Modells ab. Entweder ist eine neue, dritte Versorgungsform aufgekommen, in die erste experimentierfreudige Mitglieder wechseln – oder die Erfahrungen
im System der Health Maintenance Organization vermochten nicht zu überzeugen und Versicherte
wechseln zurück in das konventionelle System.

---

[258] Angepaßt nach Nieschlag/Dichtl/Hörschgen: Marketing, 1991, S. 173 und Wöhe:
Einführung in die Allgemeine Betriebswirtschaftslehre, 1990, S. 715 - 717.
[259] S. Nieschlag/Dichtl/Hörschgen S. 172.

Aus der Darstellung geht typischerweise hervor, daß verschiedene Absicherungsformen im Zeitverlauf verschieden große Marktanteile haben. Dabei können sich mehrere Kurvenverläufe ergänzen, daß heißt, ein Wechsel einer hinreichend großen Zahl Versicherter aus dem konventionellen System in die HMO-Versorgung führt zu einem fallenden Kurvenverlauf, was bei der Kurve für die HMO-Versorgung zu einem Anstieg führt. Ein Angebot der Versorgung in HMOs kann nicht sofort und überall bereitgestellt werden. Daher wäre es von Vorteil, wenn die Wechslerzahlen bei Bedarf gelenkt werden könnten, was zu flacheren, weil über einen längeren Zeitraum gedehnten, Kurvenverläufen führt. So mußte beispielsweise in der Schweiz während der Einführungsphase der HMOs die Aufnahme neuer Mitglieder zeitweise ausgesetzt werden, weil der Ausbau der administratorischen und medizinischen Kapazitäten mit der Wechslernachfrage nicht Schritt halten konnte.

5.4.2 Systemwettbewerb - Effizienzvorteile aus dem Wettbewerbsprozeß

Bei der Betrachtung der Lobbyaktivitäten der Ärztekammern haben wir oben die Olson'sche Handlungslogik herangezogen. Damit konnten Elemente der Interaktionen zwischen Gruppen beschrieben werden, die um Anteile an einem Kollektivgut rangen. Wir gingen davon aus, daß es sich bei der den Versorgungsleistungen im Krankheitsfall gesellschaftlich de facto um ein Kollektivgut handle. Unter einem Systemwettbewerb ist diese Prämisse nicht mehr gegeben. Die Gesellschaft ist dann in zumindest zwei Gruppen aufgeteilt: In die der HMO-Versicherten und diejenige der konventionellen GKV. Der Wettbewerb innerhalb dieser Gruppen zwischen den verschiedenen Anbietern – Kassenwettbewerb und Wettbewerb unter den HMOs – bleibt zunächst außerhalb der Betrachtung. Bestehen nebeneinander verschiedene Systeme der Krankenversorgung, ist die oben festgestellte moralisch begründete Nichtausschließbarkeit vom Konsum der Leistung *Absicherung für den Krankheitsfall* nicht mehr gegeben. Vielmehr könnten die Versicherten in dem einen System geneigt sein, die Absicherung neuer Mitglieder von dem Vorliegen bestimmter Bedingungen abhängig zu machen und Antragsteller, die diese Kriterien nicht erfüllen, auf das jeweils andere System zu verweisen. Eine bloße Kontrahierungspflicht erscheint wegen des stets gegebenen diskretionären Handlungsspielraums etwa bei der Leistungsgewährung als nicht ausreichend, vielmehr sollten Regelungen so gestaltet werden, daß beide Versichertenkollektive Interesse an der Aufnahme aller Interessenten haben. Betrachteten wir mit dem Olson'schen Instrumentarium die Beziehungen *zwischen* Gruppen, geht es uns nun um die Verhältnisse *innerhalb* einer Versichertengruppe.

Die Clubtheorie Buchanans[260] gibt uns ein Analyseinstrument zur Hand, mit dem Interdependenzen untersucht werden können, die sich bei der gemeinsamen Nutzung von Gütern durch einen begrenzten Personenkreis ergeben. Anders als die neoklassische dyadische Abgrenzung in private Güter, bei denen vollständige Rivalität im Konsum herrscht und anders als bei öffentliche Gütern, bei denen (gegebenenfalls auch innerhalb gewisser quantitativer Grenzen der Betrachtung) keinerlei Rivalität im Konsum herrscht, entwickelt Buchanan hier eine Theorie,

> die das ganze Spektrum des Eigentümer-Konsumenten Verhältnisses abdeckt, angefangen von der rein privaten und individuellen Beziehung einerseits bis zum rein öffentlichen oder kollektiven Beziehung auf der anderen Seite. Eines der fehlenden Verbindungsglieder hier ist eine *Theorie der Clubs*.[261]

Buchanan illustriert seinen Ansatz am Beispiel eines Sportvereins, der für seine Mitglieder ein Schwimmbecken bereitstelle und unterhalte. Unter restriktiven Annahmen wird die aus der Perspektive der Clubmitglieder optimale Mitgliederzahl und Ausstattung des Vereins ermittelt. Die Ausstattung des Vereins ist zunächst gegeben, ausgehend von Individuen mit gleicher Ressourcenausstattung und Nutzenfunktion erfolge die Finanzierung über eine Kopfpauschale. Die Mitgliederzahl kann durch Aufnahmen neuer Mitglieder erhöht werden; ebenso können zwar Badende ausgeschlossen werden, doch besteht daran nicht unbedingt ein Interesse, da zusätzliche Badende die Gesamtlasten, die die Mitglieder aufzubringen haben, auf mehr Schultern verteilen. Allerdings werden die Mitglieder nicht eine unbegrenzte Zahl neuer Mitglieder befürworten, da der individuelle Nutzen an dem Schwimmbecken ab einer bestimmten Mitgliederanzahl abnimmt, etwa weil sich die viel zu vielen Badenden gegenseitig behindern und

---

[260] Buchanan: An Economic Theory of Clubs, Economica; 32 (1965), S. 1 - 14.

zuletzt gar kein Platz mehr im Wasser ist. Ergo verursachen zusätzliche Mitglieder, sofern eine gewisse Basiszahl überschritten wird, einen Nutzenverlust der bisherigen Mitglieder aus schlechteren Bademöglichkeiten und daher mit steigender Mitgliederzahl steigende Grenzkosten. Die optimale Ausstattung und Mitgliederzahl ist hier nur simultan zu ermitteln. Ein potentielles Mitglied, dessen Beitrag diese Grenzkosten unterstiege, wird nicht aufgenommen. Hier wären auch differenzierte Beitragssätze denkbar. Diese Möglichkeit kann im Gesundheitswesen außer Betracht bleiben, die erscheint kaum akzeptabel – zu deutlich würde der Gleichheitsgrundsatz verletzt. Betrachten wir nun die Sozialversicherung als Club, so geht die Clubausstattung nur über den Umweg des Versicherungsschutzes in das Kalkül ein. Es leuchtet unmittelbar ein (und ist als Ergebnis einer Maximierungsaufgabe zu berechnen[262]) daß sich ein bisheriges Mitglied

> gegenüber der Aufnahme eines neuen Mitgliedes indifferent verhalten [wird], wenn die durch dieses neue Mitglied individuell verursachten zusätzlichen Ausgaben lediglich eine Beitragssatzerhöhung notwendig machten [...] die gleich der möglichen Reduzierung des Beitragssatzes aufgrund der für die Kassenbeiträge veränderten Bemessungsgrundlage [...] wäre.[263]

Nun werden die Beiträge hier ja nicht risiko-, sondern einkommensbezogen erhoben. Es ergibt sich,

> daß jedes Individuum ein Interesse daran hat, sich mit anderen Individuen in einer Krankenkassen zusammenzuschließen, die möglichst gute Risiken darstellen oder über möglichst hohe versicherungspflichtige Einkommen verfügen[... ,] [d]ie Attraktivität eines neuen Mitgliedes für eine Krankenkasse verringert sich in dem

---

[261] Ebd., Übersetzung von uns, Kursiv im Original.
[262] Ausgeführt bei Breuer: Ökonomische Grundlagen der Sozialversicherungsorganisation, 1999, S. 45 - 48.
[263] Ebd. S. 48.

Maß, wie die Kasse für das neue Mitglied attraktiv ist, weil es für sich Umverteilungsgewinne erwartet.[264]

Breuer bezeichnet dies als *Groucho-Marx-Effekt*[265]. Ständig haben so einige Kassenmitglieder einen Anreiz, ihr Versicherungssystem zu wechseln, nur um einen absolut höheren Nutzen zu erzielen, der aber nicht im System an sich, sondern an der schwierigen Erreichbarkeit eines Nash-Gleichgewichts begründet ist. Das größte Problem dabei ist, daß die Versicherungsorganisationen ein unterschiedliches Interesse an der Mitgliedschaft verschiedener Personen haben. Dem ist durch eine Kontrahierungspflicht unseres Erachtens nur unzulänglich beizukommen, da der diskretionäre Handlungsspielraum zu hoch ist, ja die Versicherungen aus ökonomischer Einsicht gezwungen sein können, den besseren Nettorisiken umfangreichere Leistungen zu gewähren, um sie an einem Wechsel in die andere Versorgungsart zu hindern.

Tatsächlich haben sich im deutschen Krankenversicherungssystem auch verschiedene solcher Clubs gebildet. So konnten Ersatzkassen den Kreis ihrer potentiellen Mitglieder lange Zeit selbst bestimmen, etwa nach dem Beschäftigungsstatus oder Beruf der Aufnahmekandidaten. Es bildeten sich Clubs mit verhältnismäßig homogener Mitgliederstruktur heraus.

5.4.3 Voraussetzungen für Mobilität zwischen den Clubs

Wir betrachten einige Bedingungen für die Durchlässigkeit der Versicherungsclubs für wechselwillige Mitglieder.

5.4.3.1 Abkoppelung von Versicherungsbeitrag und Umverteilung

Die zentrale Voraussetzung für einen Systemwettbewerb ist, daß die einzelnen Versicherten für die Kassen ihrer Höhe nach möglichst gleiche Nettorisiken darstellen. Dann hat keine Kasse ein Interesse daran, einzelne Mitglieder auszu-

---

[264] Breuer S. 49. Zu dem selben Ergebnis kommt Hegselmann (Zur Selbstorganisation von Solidarnetzwerken unter Ungleichen, 1994) in einer EDV-Simulation. Hier gilt freilich: Es kann nur das herauskommen, was man vorher per Eingabe ermöglicht.

[265] Wohl nach einem kolportierten Ausspruch des US-amerikanischen Komikers Groucho (eigentlich Julius) Marx (1885 - 1977) aus der Gruppe *Marx Brothers:* „Es würde mir nicht im Traum einfallen, einem Club beizutreten, der bereit wäre, jemanden wie mich als Mitglied aufzunehmen." (Übersetzung ebenfalls kolportiert).

schließen.[266] Ein Mitglied in der konventionellen Krankenversicherung beteiligt sich im Grunde in zwei Systemen: Zum einen in einer Versicherung, die für einen bestimmten Beitrag im Krankheitsfall definierte Leistungen bereitstellt, zum anderen an einem Umverteilungssystem, das die Lasten, die aus der Inanspruchnahme entsteht, anhand der individuellen Leistungsfähigkeit auf die Mitglieder aufteilt.[267] Wir gehen der Einfachheit halber davon aus, daß das Leistungsniveau der GKV in der gegenwärtigen Höhe gesellschaftlich weiterhin erwünscht sei – dieses Niveau kann im Fortgang unschwer variiert werden – und auch die Verteilung der Kosten möge wie gehabt erfolgen. Der individuell zu leistende Gesamtbeitrag umfaßt nach diesem Gedanken zwei Komponenten: Den Erwartungsbeitrag und den Solidarbeitrag. Der Erwartungsbeitrag entspricht dem Erwartungswert der Leistungen für das Mitglied (einschließlich seiner Mitversicherten Familienangehörigen) innerhalb der betrachteten Periode. Der Solidarbeitrag ist die Differenz aus dem Gesamtbeitrag und dem Erwartungswert.[268] Wenn die Höhe des Umverteilungsbetrages gleichbleiben soll, so darf die Höhe des Solidarbeitrages nicht von der Wahl des Sicherungssystems abhängen. Es kann auch nicht davon ausgegangen werden, daß sich die Risikostrukturen über die große Zahl ausgleichen würden, denn Morbide sind meist auch in ihren geschäftlichen Handlungsmöglichkeiten mehr oder weniger eingeschränkt und neigen eher zur Untätigkeit bei der Wahl der Absicherungsform und somit zum Verbleib in der konventionellen GKV als die gesunde Bevölkerung. Bereits bei den geringen Wahlmöglichkeiten, die das gegenwärtige System seit 1996 bietet, nämlich der freien Kassenwahl bei für den überwiegenden Teil der Versicherten identischen Leistungen, ist dies zu beobachten. Aus den Kassen mit höheren Beitragssätzen sind überwiegend relativ gute Risiken in Kassen mit

---

[266] S. Hauser: Grundzüge einer wettbewerbsorientierten Reformpolitik und das Konzept der Health Maintenance Organization, 1988, S. 29.

[267] Dazu kommt noch das Teilsystem des Krankengeldes, das jedoch bereits rechnerisch getrennt erfaßt und in seiner Leistungshöhe zudem unmittelbarer mit der finanziellen Leistungsfähigkeit der Pflichtversicherung zusammenhängt. Wir lassen dies hier wie auch sonst außer Betracht, zumal es mit dem Systemwettbewerb auf der Leistungserbringungsseite nicht unmittelbar zusammenhängt.

[268] S. Männer: Einführung von Wahltarifen und deren Auswirkungen auf den Solidarausgleich, 1989, S. 116.

günstigerer Risikostruktur und somit niedrigeren Beiträgen übergewechselt.[269] Die Kalkulation des Erwartungswertbeitrages ist aufwendig, im Abschnitt zum Risikostrukturausgleich gehen wir darauf genauer ein. Die Aufgabe des bisherigen Risikostrukturausgleichs[270] ist noch eindimensional: Der Leistungsumfang ist vorgegeben, die Ausgaben sind variabel. In unserem Systemwettbewerb aber ist der Leistungsumfang nicht mehr vergleichbar. Wir gehen im vorliegendem Konzept von dem Ziel einer *qualitativ* gleichwertigen Versorgung aus, die zu verschiedenen Kosten erbracht werden kann. Der Umverteilungsbedarf für eine bestimmte Versichertengruppe kann nur innerhalb *eines* der konkurrierenden System berechnet werden; die ermittelte Summe ist auf das andere System zu übertragen. Als Referenzsystem dient sinnvollerweise das verbreitetere. Das heißt, Versicherte in der neuen HMO-Versorgung müssen ceteris paribus den gleichen Umverteilungsbetrag erhalten oder aufbringen, wie Versicherte im konventionellen System.

5.4.3.2 Einkommensumverteilung in der GKV

Es gibt innerhalb der GKV verschiedene Arten der Einkommensumverteilung. Sie lassen sich nach Lampert[271] unterteilen in

1. Intertemporale Umverteilung
   1.1 Personen- oder haushaltsbezogen
   1.2 Generationenbezogen
2. Interpersonelle Umverteilung
   2.1 Zwischen den Versichertenhaushalten
   2.2 Zwischen Versicherten- und Nichtversichertenhaushalten

Der intertemporalen personenbezogenen Umverteilung entspricht ein idealtypisches Versicherungsverhältnis, bei dem das Gesamteinkommen des Haushaltes weder vergrößert noch verkleinert, sondern nur in seiner zeitlichen Inanspruch-

---

[269] S. Lauterbach/Wille: Modell eines fairen Wettbewerbs durch den Risikostrukturausgleich, 2001, S. 37 - 46.
[270] Nach dem Gesundheitsstrukturgesetz von 1992.
[271] S. Lampert S. 295.

nahme verschoben wird. Dieser Grenzfall ist natürlich unrealistisch, letztendlich ginge es hier nur um Sparen für später eintreffende Schadensfälle oder die Kreditaufnahme bei einem frühzeitig eintretenden Schaden, also um eine Selbstversicherung im engeren Sinne. In der Krankenversicherung steht hierfür etwa der höhere Bedarf im Alter,[272] dessen Erwartungswert ja bekannt ist. Generationenbezogen erfolgt eine Umverteilung nicht nur je nach finanzieller Leistungsfähigkeit zwischen den gegenwärtig lebenden Versicherten, sondern auch zwischen unterschiedlichen Kohorten. So leisten manche Geburtsjahrgänge insgesamt während ihres Lebens einen Nettotransfer an die Gesetzliche Krankenversicherung, andere Jahrgänge zahlen weniger Beiträge, als sie Kosten verursachen.[273] Ähnlich wie bei dem ebenfalls umlagefinanzierten System der Rentenversicherung ist wegen der geringen Fertilitätsquote heute mit einer steigender Belastung der Beitragszahler zu rechnen. Schulenburg[274] schätzt anhand von Daten aus der Bevölkerungsstatistik den Lebensnettotransfer für verschiedene Geburtsjahrgänge. Für den Jahrgang 1990 ist dieser letztmals noch fast ausgeglichen, für die späteren Jahrgänge steigt er rasch an. Ab dem Jahrgang 2010 schätzt er einen Lebensnettotransfer von über 100.000 Mark per Versicherten, der kontinuierlich weiter ansteigt und für den Jahrgang 2040 ein Maximum von knapp 170.000 Mark erreicht. Beiträge in dieser Höhe sind in der Realität freilich kaum aufzubringen.

Die Umverteilung zwischen den Versichertenhaushalten richtet sich neben der Morbidität nach dem beitragspflichtigen Einkommen und der Anzahl der darüber versicherten Personen. Zwischen Haushalten der Versicherten und Nichtversicherten erfolgen Einkommensumschichtungen allenfalls indirekt. Ein spezifisches Trittbrettfahrerverhalten gibt es im Bereich der Krankenversicherung kaum. Die Zahl derjenigen, die über keinerlei Absicherung für den Krankheitsfall verfügen und zudem vermögenslos sind, ist gering;[275] an den Kosten der Krankenbehandlung zu Lasten des Fiskus (Krankenhilfe nach § 37 BSHG) sind

---

[272] Wobei die Deckung hier im Umlageverfahren erfolgt, was hinsichtlich der individuellen *Notwendigkeit*, für diese Umverteilung vorzusorgen, keinen Unterschied macht.
[273] S. Schulenburg: Solidaritätsprinzip und Verteilungsgerechtigkeit, 1988, passim.
[274] Ebd. S. 211.
[275] Vgl. StatTb BMG Nr. 10.1.

die Versicherten nur in ihrer Eigenschaft als Steuerzahler beteiligt. Der Umverteilungsbetrag in der GKV ist durch die Beitragsbemessungsgrenze[276] nach oben beschränkt, da Einkommen ab einer bestimmten Höhe außer Ansatz bleiben. Außerdem sind Bezieher höherer Einkommen oberhalb der Beitragsbemessungsgrenze nicht zur Versicherung verpflichtet, können aber im wesentlichen bei erstmaliger Arbeitsaufnahme oder im Zuge des Bestandsschutzes bei Ausscheiden aus der Versicherungspflicht eine freiwillige Versicherung im Rahmen der GKV wählen.[277] Es ergibt sich hier das Problem der adversen Selektion.[278] Nicht versicherungspflichtige Personen können neben der Mitgliedschaft in der GKV unter zwei weiteren Absicherungsmöglichkeiten wählen: Der Selbstversicherung, die ein hohes Eigenkapital voraussetzt,[279] oder eben der Absicherung bei einer aktuarisch rechnenden (privaten) Krankenversicherung. Im ersteren Falle ist neben dem Erwartungswert der Krankheitskosten auch die individuelle Risikoaffinität zu berücksichtigen; bei der Wahl einer aktuarischen Versicherung ist dieses Risiko weitgehend eliminiert. Nach dem klassischen Aufsatz von Akerlof,[280] der ein Beispiel der anhand von Strukturen im Gebrauchtwagenmarkt durchspielt, verdrängt bei asymmetrischer Information zwischen Käufern und Verkäufern eines Gutes mit Qualitätsunterschieden letztlich die schlechte Ware die gute Ware vom Markt. Ähnliches ist auch beim Abschluß von (privaten) Krankenversicherungsverträgen zu beobachten. Der Versicherungsnehmer hat hier alle ihm bekannten Erkenntnisse über Vorerkrankungen offenzulegen, widrigenfalls geht er seines Versicherungsschutzes verlustig. Der angedrohte Verlust ist als ein Versuch des Versicherers zu verstehen, die Informationsasymmetrie mit geringem Aufwand – der erst im mit dem Schadensfall entsteht – zu seinen Gunsten zu verringern. Schlechte Risiken sind entweder gar nicht oder nur zu ihren aktuarisch höheren Tarifen versicherbar. Ihre Träger werden somit in der Sozialversicherung Absicherung suchen und sich hier systematisch ansammeln.

---

[276] Nach § 223 Abs. 3 SGB V.

[277] S. § 9 SGB V.

[278] S. Milgrom/Roberts: Economics, Organization and Management, 1992, S. 149 f.

[279] S. Looman: Vermögende Unternehmer haben Geld, FAZ vom 6. 3. 2000, S. 40.

[280] Akerlof: The Market for Lemons, Quarterly Journal of Economics; 84 (1970), S. 488 - 500.

5.4.3.3 Träger des Umverteilungsbeitrages

Die gesetzliche Krankenversicherung hat sich seit ihrer Gründung im zweiten Kaiserreich in wesentlichen Punkten gewandelt. Sie beschränkte sich zunächst auf den Risikoausgleich innerhalb bestimmter, weitgehend homogener Gruppen. Reste dieses Systems bestanden noch bis zur Öffnung des Ersatzkassen im Jahr 1996. Zuvor konnten sie ihren Mitgliederkreis durch Satzung selbst bestimmen.[281] Ganz außerhalb dieses Umverteilungssystems stehen gegenwärtig hauptsächlich die beiden Bevölkerungsgruppen der Selbständigen und der Staatsbeamten. Bei den Selbständigen mag dies auf dem traditionellen Bild einer auch ökonomischen Unabhängigkeit beruhen. In der breit geführten Debatte um die Scheinselbständigkeit hat es sich indessen gezeigt, daß dieses überkommene Idealbild selbständiger Tätigkeit oft nicht mehr den Gegebenheiten entspricht. Trotzdem wird selbständig tätigen im Rahmen der GKV keine besondere Schutzbedürftigkeit unterstellt, weshalb sie der GKV nur als freiwillig Versicherte beitreten können. Das hat für selbständige Versicherte unter anderem zur Folge, daß alle Einkommensarten zur Verrechnung der Beitrages für die GKV herangezogen werden, anders als bei den abhängig beschäftigten Arbeitnehmern, bei denen nur das Arbeitseinkommen zur Berechnung herangezogen wird. Damit werden, bei sonst gleicher ökonomischer Leistungsfähigkeit bei einem Arbeitnehmereinkommensäquivalent unterhalb der Beitragsbemessungsgrenze, Selbständige stärker belastet. Diese Ungleichbehandlung ist auch nicht mit einfachen Mitteln zu beheben, denn wegen des diskretionären Spielraums vieler Selbständiger bei der Zumessung ihres Einkommens auf verschiedene Einkommensarten stünden anders viele Vermeidungsmöglichkeiten offen. Alternativ denkbar wäre die Schätzung eines angemessenen Unternehmereinkommens, nach dem sich der Beitragssatz zur Krankenversicherung berechnen ließe. Ob dies allerdings angesichts des immensen administrativen Aufwandes zu einer verteilungsgerechteren Lösung führen würde, wird bezweifelt. Die zweite große Gruppe der Bevölkerung, die an diesem Umverteilungsverfahren nicht teilnimmt, ist die Gruppe der Beamten. Beamte werden traditionell durch die eigenständige Beamtenversorgung abgesichert. Sie verfügen über ein durchschnittlich

---

[281] Vgl. Thiemeyer: Selbstverwaltung im Gesundheitsbereich, 1984, S. 81 f.

etwas höheres Durchschnittseinkommen pro Kopf als andere abhängig beschäftigte Bevölkerungsgruppen.[282]

5.4.3.4 Risikostrukturausgleich

Die grundlegende Idee eines Risikostrukturausgleichs ist, den Beitragssatz einer Krankenversicherung unabhängig von ihrer Mitgliederstruktur zu gestalten.[283] An dieser Stelle ist zwischen zwei Ausgleichen, die in unserem Modell auftreten werden, zu unterscheiden. Es ist dies zum einen der Ausgleich zwischen den Versicherten in den beiden *Absicherungssystemen* HMO oder konventionelle GKV, zum anderen der Ausgleich zwischen den Versicherten verschiedener *Versicherungsclubs* innerhalb eines Absicherungssystems.

5.4.3.4.1 Die Funktionsweise des gegenwärtigen Risikostrukturausgleichs
Der Grundgedanke des Risikostrukturausgleichs[284] in seiner gegenwärtigen Gestalt ist es, zwischen den einzelnen Krankenkassen die Umverteilungsaufwendungen auszugleichen. Es werden zur Zeit folgende Merkmale der Versichertenstruktur berücksichtigt:

- Beitragspflichtige Einnahmen der Mitglieder
- Anzahl der mitversicherten Angehörigen
- Bezug einer Rente wegen verminderter Erwerbsfähigkeit
- Art der Anspruchsberechtigung auf Krankengeld
- Alter und Geschlecht des Versicherten.

Die Ausgleichsumme wird über die grundlegenden Recheneinheiten *Finanzkraft* der Kasse und *Beitragsbedarfssatz* berechnet. Der Beitragsbedarf ergibt sich aus der Höhe der Leistungsausgaben, die einer Kasse mit ihrer gegebenen Versichertenstruktur im Durchschnitt der GKV entstehen müßten. Aus den oben genannten, noch genauer untergliederten Strukturmerkmalen werden 670 „Risikostrukturgruppen" durchpermutiert, zu deren einer jeder Versicherte zu jedem

---

[282] Statistisches Bundesamt, Daten des Mikrozensus, Institut der deutschen Wirtschaft: Zahlen [...] 2000.
[283] S. Breuer S. 66.
[284] Nach § 266 f. SGB V.

118

Zeitpunkt genau zugeordnet ist. In praxi begnügt man sich dabei meist mit Stichproben. Für jede dieser Strukturgruppen werden GKV-übergreifend die durchschnittlichen variablen Pro-Kopf Ausgaben für Leistungen ermittelt. Die Summe der Beitragsbedarfe der einzelnen Versicherten ergibt den Beitragsbedarf der Kasse. Der zur Finanzierung dieser Beitragsbedarfe über alle Kassen durchschnittlich notwendige fiktive Beitragssatz ist der *Ausgleichsbedarfsatz,* der angibt, wie hoch der allgemeine Betragssatz pro Versicherten sein müßte, um nur die im Risikostrukturausgleich berücksichtigten Kassenleistungen zu finanzieren. Auf der Einnahmenseite wird die *Finanzkraft* der einzelnen Kassen berechnet. Dazu wird zunächst die Summe der beitragspflichtigen Einnahmen über die Mitglieder der jeweiligen Kasse ermittelt. Die Höhe des Transfers aus dem Risikostrukturausgleich ergibt sich aus dem Saldo zwischen Finanzkraft und Beitragsbedarf.[285] Der Beitragssatz der einzelnen Kassen erhöht sich noch um die Umlage der Gemeinkosten und für etwa Satzungs- und Ermessensleistungen. Diese Kosten werden im Rahmen des Risikostrukturausgleichs nicht berücksichtigt.

5.4.3.4.2 Anforderungen an einen Risikostrukturausgleich in unserem Modell

In unserem Modell des Systemwettbewerbs sind anders als im bestehenden System weder die Leistungen noch die Art und Weise der Leistungserbringung über die Versicherer gleich. Ein Risikostrukturausgleich der herkömmlichen Art könnte allenfalls innerhalb eines der beiden Systeme angewandt werden. Wegen der bisher festgestellten Defizite bei der Berechnung bietet sich allerdings eine vollständige Neugestaltung des Risikostrukturausgleichs an. So kann in unserem Modell nicht mehr von den Leistungsausgaben ausgegangen werden, weil diese auch für gleiche Leistungen, die in den beiden Systemen auf verschiedene Art und Weise erbracht werden, nicht gleich sein können. Für eine Übergangszeit bietet es sich an, den Ausgleichsbedarfsatz wie im konventionellen Systems zu ermitteln und diese Daten auf die HMO-Versorgung zu übertragen. So lange die Versichertengesamtheit im konventionellen Versicherungssystem noch

---

[285] Vgl. Institut für Gesundheits- und Sozialforschung (IGES): Zur Wirkung des Risikostrukturausgleichs in der gesetzlichen Krankenversicherung, 2001, S. 62 f.

repräsentativ für die Gesamtgesellschaft zusammengesetzt ist, sind keine hohen Abweichungen im Berechnungsergebnis zu erwarten. Nachteilig auf die Einführung innovativer Behandlungs- und Leistungsverfahren wirkt sich allerdings aus, daß sich die Versichertenmerkmale, die in den Risikostrukturausgleich eingehen, an den Kostenfaktoren herkömmlicher Behandlungsarten orientieren. Völlig neuartige Behandlungsverfahren dürften somit nicht kostenintensiver sein als bisher angewandte, sonst erhält der Versicherer fehlerhafte Anreize. Es ist also genauer zu untersuchen, welche Versichertenmerkmale in die Berechnung der Risikogruppen einzugehen haben.[286] Langfristig erscheint eine morbiditätsorientierte Einstufung anzustreben.[287] Erste Erfahrungen werden in Deutschland etwa mit der Einführung des morbiditätsorientierten Vergütungssystems der „Disease Related Groups" im Vergütungssystem der Krankenhausleistungen gesammelt. Dabei werden für Krankheitsbilder oder ganze Gesundheitszustände die erwarteten Ausgaben für Durchschnittsfälle statistisch ermittelt und dem Leistungserbringer zugewiesen. Einzelne statistische Abweichungen sollten sich innerhalb der selben Anstalt über die große Zahl ausgleichen.

5.4.3.5 Finanzierung der Umverteilung über Steuern oder GKV-Beiträge oder Kapitaldeckung

Der Grundgedanke der selbständigen Krankenkassen, die nur staatlicher Rechtsaufsicht unterliegen, ist durch immer detailliertere gesetzliche Vorgaben in den letzten Jahrzehnten mehr und mehr einem bloß ausführenden Aufgabenbereich gewichen. [288] Die Selbstverwaltungsorgane der GKV verwalten zwar sich selbst, aber nicht mehr gemeinsam mit den Leistungserbringern das medizinische System.[289] Der Gedanke der Gestaltungsfreiheit scheint vom Gesetzgeber weitgehend aufgegeben worden zu sein. Zudem ist die demokratische Legitimierung

---

[286] Dazu s. Brunkorst: Zur Problematik unterschiedlicher Risikostruktur und ihres Ausgleichs in der Sozialversicherung insbesondere in der Gesetzlichen Krankenversicherung, 1986, s. Cassel: Wirtschaftliche und soziale Auswirkungen von Wahlmodellen in der Gesetzlichen Krankenversicherung, 1992, s. IGES, s. Lauterbach/Wille.

[287] Einige Modelle diskutiert in Institut für Gesundheits- und Sozialforschung S. 69 - 83.

[288] S. Pehlke: Ansatzpunkte zur systemgerechten Weiterentwicklung der gesetzlichen Krankenversicherung, 1984, S. 35.

[289] Vgl. Reiners: Selbstverwaltung zwischen Ideologie und Praxis, 1989, S. 34.

der Selbstverwaltungsorgane gelinde gesagt brüchig.[290] Im früheren berufsständisch gegliederten Kassensystem konnte sich der Solidaritätsgedanke zumindest noch auf einen rudimentären Restbereich innerer Verbundenheit stützen, der sich auf ähnliche Berufe und Lebensumstände gründete. Seit Öffnung der Ersatzkassen kann eine solche kaum mehr behauptet werden. Die Gemeinschaftssolidarität ist, sofern sie in der Bundesrepublik noch bestanden haben sollte, einer allenfalls zweckorientierten Rationalität gewichen. Es ist kaum mehr feststellbar, worin die besondere Interessenverbundenheit der Versicherten in der Gesetzlichen Krankenversicherung im Vergleich zur Bevölkerung insgesamt liegen sollte. Wir haben oben aufgezeigt, daß der überwiegende Teil der Finanzierungsprobleme der gegenwärtigen GKV auf Lastenverlagerungen aus dem allgemeinen Sozialhaushalt beruhen. Grundsätzlich verstößt die Umgestaltung des Systems der GKV zu einem sozialen Parafiskus den haushaltswirtschaftlichen Grundsätzen der Haushaltseinheit und der Nonaffektation. Es kann freilich argumentiert werden, daß der haushaltsrechtliche Grundsatz der Nonaffektation quasi durch die Hintertür wieder eingeführt wird, denn zwischen der Mittelverwendung und den erbrachten Aufwendungen besteht heute in der Tat kein enger Zusammenhang mehr. Der Offenheit politischer Entscheidungen ist damit jedoch kaum gedient, die politischen Verantwortlichkeiten für die Lastenverschiebungen werden verdeckt. Nachdem in unserem Modell der Umverteilungsbedarf der einzelnen Versicherten bekannt ist, könnte diese Umverteilung leicht auch aus allgemeinen Haushaltsmitteln aufgebracht werden. Dies wäre besonders unter dem Aspekt der gleichmäßigen Belastung der Einkommensarten vorteilhaft.[291]

5.5 Änderungsbedarf gesetzlicher Regelungen

Die Einführung HMO-ähnlicher Strukturen verändert die gesetzlichen, vertraglichen und informellen Beziehungen zwischen Leistungserbringern und Kostenträger grundlegend. Verfassungsregeln, Gesetze, Verordnungen und Verfügungsrechte verschiedenen Grades sind auf den bestehenden Strukturen ge-

---

[290] S. ebd. S. 36, s. Jung: Abnicker ohne Einfluß, Der Spiegel (1999) H. 19.
[291] Für eine Herleitung dieses Gedankens anhand einer Grenznutzenbetrachtung der individuellen Einkommen s. Breyer: Health care reform, 1999.

wachsen und unter den veränderten Verhältnissen nur bedingt anwendbar. Können die formalen Regeln verhältnismäßig leicht geändert werden, ist bis zu ihrer Durchsetzung in Verhaltensänderungen mit einer längeren Zeitdauer zu rechnen.[292] Folgende Punkte erscheinen dabei besonders problematisch:

5.5.1 Leistungserbringungsmonopol der Kassenärztlichen Vereinigungen
Die Einführung von Elementen einer HMO-Versorgung setzt zunächst eine freizügige Vertragsverhandlung voraus. Eine solche besteht gegenwärtig nicht, da die vertragsärztliche Versorgung im wesentlichen gemäß dem Sicherstellungsauftrag nach § 75 SGB V ausschließlich den Kassenärztlichen Vereinigungen obliegt. Damit sind nicht nur die Kassen am Betreiben von Eigeneinrichtungen gehindert, sondern auch an Vertragsschlüssen mit anderen Leistungserbringern.

5.5.2 Die ärztliche Berufsethik
Der in einer HMO tätige Arzt hat je nach Ausgestaltung seines Arbeitsverhältnisses einen unternehmerähnlichen Status mit einer gewissen Budgetverantwortung oder er ist weisungsgebundener Angestellter. Dies läßt sich nur schwer mit den von der Ärzteschaft selbst aufgestellten standesrechtlichen Stellung vereinbaren, die geradezu notwendigerweise die Freiberuflichkeit voraussetzen: „Der ärztliche Beruf ist kein Gewerbe. Er ist seiner Natur nach ein freier Beruf",[293] heißt es in der *Musterberufsordnung für die deutschen Ärztinnen und Ärzte (MBO-Ä)*. Der Arztberuf soll auch frei von unternehmerischem Gewinnstreben gehalten werden. Dem entspricht es, daß der einzelne Arzt der Idee nach keinen Einfluß auf die Höhe seiner Vergütung haben soll. In den Standesrichtlinien heißt es dazu:

> Die Honorarforderung muß angemessen sein. Für die Berechnung
> ist die Amtliche Gebührenordnung (GOÄ) die Grundlage, soweit
> nicht andere gesetzliche Vergütungsregelungen gelten. Der Arzt

---

[292] S. Milde: Institutionenökonomische Analyse alternativer Krankenversicherungssysteme, 1992, S. 251.
[293] MBO-Ä 97 § 1 Sz. 2 - 3.

darf die Sätze nach der GOÄ nicht in unlauterer Weise unterschreiten.[294]

Ärztlicher Wettbewerb kann also nicht über die Preise ausgetragen werden. Hierzu gehört es auch, daß der Arzt über die bloße Verkündung seiner Existenz hinaus keine Eigenwerbung betreiben darf.[295] Als Wettbewerbsparameter bleiben neben der schwer meßbaren Qualität etwa der Wahl der geographischen Lage seiner Praxis oder der Zeitaufwand, den er sich für eine Patientenbehandlung nimmt. Die Erbringung überflüssiger Leistungen, ein Gewinnstreben durch angebotsinduzierte Nachfrage, wiederum ist wohl eindeutig als ein Verstoß gegen das Standesethos zu bewerten.[296] Auch in einem Arbeitnehmerverhältnis stehende Ärzte werden an der Annahme einer unternehmerisch orientierten Vergütung gehindert:

Auch in einem Arbeits- oder Dienstverhältnis darf ein Arzt eine Vergütung für seine ärztliche Tätigkeit nicht dahingehend vereinbaren, daß die Vergütung die Unabhängigkeit seiner medizinischen Entscheidungen beeinträchtigt.[297]

Demnach dürfte der Arzt etwa auch nicht am Erfolg einer HMO an deren Leistungserbringung er beteiligt ist oder bei der er angestellt ist, partizipieren. Es bleibt allenfalls offen, ob dies nur bei einer Erfolgsbeteiligung am wirtschaftlichen Ergebnis seiner eigenen Patienten gilt oder auch bei einer Beteiligung im Rahmen eines größeren Arztkollegiums, wo die ökonomischen Auswirkungen individueller Behandlungsentscheidungen unter der großen Zahl weniger eindeutig zurechenbar sind.

5.5.3 Sozialrechtliche Problematik

Durch die verschiedenen Erprobungsregelungen und Modellvorhaben[298] versuchte der Gesetzgeber, Erfahrungswissen aufzubauen, das die gegebenenfalls

---

[294] Ebd. § 12 Abs. 1.
[295] S. ebd. § 27 i. V. m. Kap. D Nr. 1 - 6.
[296] S. Milde S. 255.
[297] MBO-Ä 97 § 23 Abs. 2.
[298] Modellvorhaben nach § 63 f. SGB V.

als Grundlage für die Änderung geltender Gesetze dienen könnte. Diese Erfahrungen haben zu den Regelungen über Strukturverträge[299] und neuerdings der Integrierten Versorgung[300] geführt. Auch bei den letzen beiden Neuregelungen handelt es sich ihrem Charakter nach letztlich um Erprobungsregelungen. Folgende Instrumente einer HMO-Versorgung sind nicht mit dem SGB V in der gegenwärtigen Form vereinbar:[301]

Arztwahl. Die freie Arztwahl ist in HMOs eingeschränkt. Nach § 76 SGB V haben Versicherte freie Wahl unter den zur vertragsärztlichen Behandlung zugelassenen Leistungserbringern.

Wettbewerb. Zwischen den HMOs besteht Wettbewerb um Versicherte, bei MCOs, die nicht in der Staff-Form organisiert sind, zudem um Patienten. Zwischen den Ärzten besteht in diesen Fällen Wettbewerb um Vertragsverhältnisse mit den Kostenträgern. Nach § 72 SGB V ist der Sicherstellungsauftrag maßgeblich, gemäß dem Ärzte, andere Leistungserbringer und Krankenkassen zusammenarbeiten. Die Behandlung ist durch Verträge zwischen den Verbänden der Krankenkassen und den Kassenärztlichen Vereinigungen sicherzustellen. Leistungserbringer erhalten eine „angemessene" Vergütung,[302] die Krankenkassen arbeiten sowohl innerhalb einer Kassenart als auch kassenartenübergreifend zusammen.

Vertragsfreiheit. Die HMOs sind in ihren Vertragsabschlüssen frei. Nach SGB sind „Gesamtverträge" zu schließen[303] zwischen den Spitzenverbänden der Krankenkassen und den Kassenärztlichen Vereinigungen.

---

[299] § 73 a SGB V.
[300] Nach § 140 a - h SGB V.
[301] Angelehnt an Seitz/Jelastopulu/König: Einschätzung von Managed Care aus der Sicht der Politik und Rechtsprechung, 1997, S. 346.
[302] § 72 Abs. 2 SGB V.
[303] § 82 f. SGB V.

Versicherungsprämie. Der Risikostrukturausgleich bedarf zumindest rechentechnischer Anpassung.

Disease Management. Personenbezogene Daten dürfen nach SGB[304] nur sehr restriktiv erhoben werden. Dies steht einem sektorübergreifenden Behandlungsmangement entgegen, zumindest, soweit nicht ausschließlich innerhalb einer Staff-HMO behandelt wird.

5.5.3.1 Die Rechtswege

Je nach Status des Kostenträgers ergeben sich unterschiedliche Rechtswege für den Versicherten. Für Streitfälle mit den Sozialversicherungsträgern sind die Sozialgerichte zuständig, in anderen Fällen die ordentlichen Gerichte. Es stellen sich im letzteren Fall im Vergleich zur konventionellen Versicherung keine neuen Schwierigkeiten. Im deutschen Sozialsystem hat die Sozialgerichtsbarkeit eine große Bedeutung in der Fortentwicklung und Prüfung des Rechts, insbesondere auch des Leistungsrechts.[305] Für eine HMO-Versorgung liegt hierzu naturgemäß keine Rechtsprechungserfahrung vor. Die Überprüfung neuer Regelungen erfolgte innerhalb der Sozialgerichtsbarkeit nach dem früheren Vizepräsidenten des Bundessozialgerichts Krasney in drei Schritten:[306]

In der **ersten Ebene** wird durch Sachverständige geprüft, ob für die Umsetzung eines Vorschlags der rechtliche Rahmen gegeben ist. Wichtig ist dabei neben der grundsätzlichen Vereinbarkeit auch das mit der Regelung verfolgte Ziel. So praktizieren etwa die gesetzlichen Unfallversicherungen zwar Managed-Care-Elemente, dies aber anders als die Krankenversicherungen jenseits von Wettbewerbsstrukturen und ohne Gewinnerzielungsabsicht. Beispielsweise könne der Abschluß selektiver Verträge je nach den verfolgten Zielen sehr unterschiedliche Auswirkungen auf die Qualität der Leistungserbringung haben. Bestehende Strukturen seien daher nicht ohne weiteres übertragbar. Auf einer **zweiten Ebene** wird die Vereinbarkeit der Regelungen mit der Verfassung ge-

---

[304] § 284 - 293 SGB V.
[305] Vgl. Neuffer S. 87.

prüft. Bestehen in der Sozialgerichtsbarkeit Zweifel über die Verfassungskonformität, sind die Gesetze dem Bundesverfassungsgericht vorzulegen. Schließlich ist in der **dritten Ebene** durch einfache Sozialgerichte zu prüfen, ob neue Entwicklungen mit den bestehenden oder reformierten Gesetzen vereinbar sind. Hier bestünde ein breiter Interpretationsspielraum der Gerichte. Insbesondere sieht Krasney bei der Einführung von Managed-Care-Elementen Konflikte zwischen dem Sozialrecht und dem sonstigen Recht. So könne eine im Sozialrecht vorgesehene Rationierung von Leistungen etwa durch den Bundesgerichtshof weiterhin als grobe Fahrlässigkeit geahndet werden. Notwendig seien Absprachen der ordentlichen und besonderen obersten Gerichte.

Für den Versicherten ist ein Verfahren vor den Sozialgerichten vorteilhaft. Wegen des sozialen Schutzgedankens zeichnen sie sich durch eine besondere Klägerfreundlichkeit aus, indem die Formerfordernisse gering gehalten sind. Wie in der Verwaltungsgerichtsbarkeit insgesamt gilt auch hier die Untersuchungsmaxime, gemäß der das Gericht den Sachverhalt von sich aus aufzuklären hat und anders als im Zivilprozeß nicht an die Beweisanträge der Parteien gebunden ist. Außerdem ist das Verfahren für den Bürger gerichtsgebührenfrei.[307]

5.5.4 Kartellrechtliche Einschränkungen

In jüngerer Zeit wird das Kartellrecht zunehmend auch auf den Bereich des Gesundheitswesens angewandt. Wir haben oben ausgeführt, daß die Krankenkassen rechtlich an der Eigenerbringung von Gesundheitsdienstleistungen in Eigeneinrichtungen gehindert sind; sie sind aber auch in ihren Vertragsbeziehungen zu den Leistungserbringern nicht frei. Sie sind rechtlich gehindert, Exklusivverträge mit einigen Leistungsanbietern abzuschließen, wie sie im Modell etwa einer *Exclusive Provider Organisation* finden. Gewisse Ausnahmen sind nur im Bereich der Erprobungsregelungen und neuerdings im Bereich der Integrierten Versorgung zu finden.

---

[306] S. Seitz/Jelastopulu/König S. 344 f.
[307] S. Aufhauser RNr. 553 f.

5.6 Die Integrationsversorgung als Erster Schritt zu einer HMO?

Die Integrationsversorgung basiert auf drei Grundsätzen:

Der Aufhebung der traditionellen Trennung zwischen ambulanter und stationärer Versorgung. Noch vor zwei Jahrzehnten ließ sich der Aufgabenbereich zwischen dem ambulanten und dem stationären Sektor verhältnismäßig eindeutig ziehen. Die niedergelassenen Ärzte waren für die „leichteren" Fälle zuständig, die Krankenhäuser für die „schwereren" Erkrankungen. Neue Möglichkeiten in der Therapie haben dies geändert, die Qualifikation und Ausstattung der niedergelassenen Ärzte ist gestiegen, und neue Behandlungsmethoden – etwa minimalinvasive Eingriffe in der Chirurgie – relativieren den Schweregrad vieler Krankheiten.[308]

Verlagerung des kurzfristigen Risikos von den Versicherern auf die Leistungserbringer. Die Finanzierung wird von der retrospektiven Vergütung auf eine prospektive umgestellt. Bisher wurden erbrachte Leistungen im nachhinein Vergütet. In einem prospektiven Vergütungssystem hängt der wirtschaftliche Erfolg der Leistungserbringer davon ab, in welchem Maße der Ressourceneinsatz minimiert werden kann und die Kosten somit unter dem Budget gehalten werden können.[309]

Beibehaltung der bestehenden Strukturen der Leistungserbringung, insbesondere der Einzelpraxis. Zwar wird die Trennung der Leistungsbereiche aufgehoben, trotzdem besteht für die behandelnden Ärzte noch ein Anreiz zur Verlagerung kostenintensiver Behandlungen auf Leistungserbringer außerhalb des jeweiligen Integrationsversorgungsnetzes. Wegen des begrenzten Umfangs der Netze werden Überweisungen nach außerhalb, etwa zu besonderen Spezialisten, häufig objektiv medizinisch geboten sein. Deren Leistung kann allerdings nicht an den Maßstäben der Integrationsver-

---

[308] S. Schulte-Sasse: Praxisnetze als Regelversorgung, 1999, S. 7.

sorgung gemessen werden. Bereits bei der Erprobung von Praxisnetzen hat es sich – erwartungsgemäß – als problematisch erwiesen,
wenn der Anteil der Patienten, die an der Managed-Care-Versorgung teilnehmen, in einer Praxis gering ist. Die Initiative zur Gründung eines Netzwerkes für die Integrationsversorgung wird nach
den bestehenden Regelung regelmäßig von niedergelassenen Ärzten
ausgehen. Erfahrungen aus den USA zeigen bei der Gründung von
IPAs aus der Ärzteschaft heraus jedoch, daß die Teilnehmer an solchen Netzwerken kaum nach der bisher gezeigten Effizienz ihrer
Versorgung ausgewählt werden können. Gewöhnlich werden dort
alle Ärzte eines Bezirks einbezogen. Geht die Initiative von einem
Krankenhaus aus, so ist zu erwarten, daß alle Belegärzte einbezogen werden.[310]

Obgleich nach der Rahmenvereinbarung eine „sachgerechte"[311] Auswahl der
teilnehmenden Ärzte stattfinden kann, so wird die justizsichere Formulierung
dieser sachgerechten Kriterien schwierig. Mittelfristig kann die Nichtaufnahme
in ein Integrationsversorgungsprojekt für einige Ärzte durchaus existenzgefähr-
dend sein, weshalb von dieser Seite mit Klageneigung zu rechnen ist. Allerdings
ist noch nicht absehbar, in welchem Maße solche „exklusiven" Netzwerke gegründet werden. Daneben werden die Kassenärztlichen Vereinigungen auf die
Aufnahme aller ihrer Mitglieder in die Netze dringen. Gegenwärtig scheint es
den Kassenärztlichen Vereinigungen zu gelingen, an der überwiegenden Zahl
neuer Arztnetzwerke beteiligt zu werden. Zwei Gründe sind dafür ausschlagge-
bend: ① Den Ärzten fehlt es an Kapazitäten und Kenntnissen im Netzwerkma-
nagement. Zwar gibt es auf dem Markt inzwischen eine begrenzte Zahl an
Netzwerkmanagern, die sowohl freiberuflich tätig sein als auch spezialisierten
Managed-Care-Serviceunternehmen angestellt sein können. Deren Leistungen
sind teuer, wogegen die Kassenärztlichen Vereinigungen zumindest die Initiie-
rungsphase aus ihren vorhandenen Mitteln unterstützen. ② Die Ärztenetzwerke

---

[309] S. Kühn: Praxisnetze aus internationaler Perspektive, 1999, S. 16.
[310] S. Neuffer S. 76.
[311] S. § 10 Rahmenvereinbarung zur integrierten Versorgung gemäß § 140 d SGB V.

stehen einem Oligopol der Kassen gegenüber, dem sie in Verhandlungen ohne ein konzertiertes Vorgehen kaum gewachsen sind.[312] Zumindest die Kassenärztliche Bundesvereinigung verfolgt für den Fall ihrer Nichtbeteiligung eine Blokkadepolitik: „Wer mit uns nicht kooperiert, den können wir nicht unterstützen"[313], erklärte vorsorglich deren Vorsitzender. Die Kassenärztlichen Vereinigungen als „Zwangsgenossenschaften" können die Diskriminierung einzelner Mitglieder durch deren Ausschluß von der Netzteilnahme kaum akzeptieren. Damit läuft auch das gesetzlich und im Rahmenvertrag vorgesehene Instrument zur Begrenzung der Mitgliederzahl in den Netzen ins Leere. Ob sich das mit der Etablierung dieser Versorgungsstruktur ändern wird, ist abzuwarten. Krankenkassen und Kassenärztliche Vereinigungen ringen noch um die bessere Ausgangslage bei Netzgründungen. Bei der Gestaltung des Rahmenvertrages etwa bestanden die Kassen nachdrücklich darauf, daß die Kassenärztlichen Vereinigungen neugegründeten Netzen erst nach einer Frist von drei Jahren beitreten können sollten, sofern sie nicht zu deren Gründungsmitgliedern gehörten. Diese Regelung war für die Vertreter der Kassenärztlichen Vereinigungen freilich inakzeptabel. Soll heute in einem Bezirk ein Netz zur Integrierten Versorgung aufgebaut werden, so ist eine Auswahl unter den teilnahmewilligen Ärzten nach Effizienzkriterien praktisch nicht möglich, egal ob diese per Kooption seitens der ärztlichen Initiatoren oder auf Wunsch der Vertragskassen erfolgen sollte. Eine ähnliche Zielsetzung wie die Kassenärztlichen Vereinigungen verfolgt die Bundesvereinigung deutscher Apothekenverbände. Diese streben ebenfalls nach verbandlicher Beteiligung an Netzen, wodurch der exklusiven Kontrahierung mit einzelnen Apotheken entgegengewirkt werden soll.[314] Apotheken können als „sonstige Leistungserbringer" an Netzen teilnehmen.

Kostendruck kann nur dann zu Einsparungen führen, wenn überhaupt ein Einsparungspotential besteht. Unter dieser Konstellation ist es nicht erkennbar, worin dieses Einsparungspotential im Vergleich mit der konventionellen Ver-

---

[312] S. Salfeld: Entwicklungstrends des Gesundheitssystems und Organisationsentwicklung der Kassenärztlichen Vereinigungen, 2000, S. 32.
[313] Bausch: Innovative Versorgungsformen, 2000, S. 43.
[314] S. Brunner: Integrierte Versorgung darf Einzelne nicht ausgrenzen, Pharmazeutische Zeitung; 145 (2000).

sorgung bestehen sollte. Da die Leistungserbringer bei der Integrationsversorgung an dem wirtschaftlichen Erfolgt beteiligt sein können, ist daher zu befürchten, daß die Ausgaben durch generelle Mengeneinschränkungen oder Externalisierungen verringert werden.[315] Dies kann unter den weiterbestehenden Leistungserbringungsstrukturen der Einzelpraxis auch nicht durch Maßnahmen des Qualitätsmanagements vermieden werden.

Offen bleibt auch, wie die Versicherten zur Teilnahme an der Integrationsversorgung motiviert werden sollten. Nach der gesetzlichen Regelung können unter den Bedingungen ① der einjährigen Teilnahme und ② von Einsparungen im Praxisnetz Bonuszahlungen gewährt werden.[316] Es ist nun sehr zweifelhaft, ob überhaupt Einsparungen in relevanter Höhe erzielt werden. Außerdem ist wegen der höheren Flexibilität gesunder und deren relativ höheren Sensitivität für die Kosten mit Risikoentmischung zu rechnen, wodurch sich in der Integrationsversorgung günstigere Risiken zusammenfinden. Bei der notwendigen wissenschaftlichen Auswertungen der wirtschaftlichen Erfolge müssen solche Effekte aufgedeckt werden.

Sollte sich die Integrationsversorgung durchsetzen, so stellt sich zudem die Frage, welche Rolle den Krankenkassen hier langfristig noch zukommt. Das Versicherungsrisiko wird auf die Leistungserbringer abgewälzt, die auch das Disease-Management übernehmen. Neben der Interessenvertretung haben die Krankenkassen hier tatsächlich nur noch eine Kassenfunktion, das heißt, sie sammeln Geld ein und leiten es weiter. Diese begrenzte Aufgabe scheint uns als Daseinsberechtigung nicht auszureichen. Somit ist auch den Krankenkassen kaum ein Interesse an einem *durchgreifenden* Erfolg der Integrationsversorgung in der vorgesehenen Form zu unterstellen.

5.6.1 Zusammenfassung

Bei der Integrationsversorgung werden zwar einige Merkmale des Managed Care aufgegriffen, die charakteristische tiefgreifende Steuerung und Eigenverantwortlichkeit bei der Leistungserbringung ist jedoch nicht beabsichtigt. Der Erfolg von Projekten in der Integrationsversorgung wird von der örtlichen Ver-

---

[315] S. Kühn S. 18.
[316] S. § 140 g SGB V.

tragsgestaltung abhängen. Der gesetzlich vorgesehene Rahmenvertrag läßt hier einen weiten Spielraum. Aufgrund der gegenwärtigen Regelungen ist weder erkennbar, daß die Einführung der Integrationsversorgung ein Rationalisierungspotential freisetzen würde, noch, daß sich die Anreizstrukturen der Beteiligten grundlegend verändern. Langfristig könnte die erstmalige Möglichkeit der Verhandlungsführung ohne die unmittelbare Beteiligung der Kassenärztlichen Vereinigungen sowie die Reduzierung der Aufgaben der Krankenkassen zu einer neuen Struktur in der politischen Interessenvertretung im Gesundheitswesen führen. Deren Auswirkungen sind offen. Mit einer Ausweitung der jetzt gegründeten Integrationsnetzwerke zu HMOs rechnen wir nicht. Die maßgebliche Gruppe der Ärzte hat daran kaum ein Interesse.

5.7 Positionen zu Managed Care

Die Parteiprogramme sind im Bereich der Gesundheitspolitik in besonderem Maße Klientelprogramme. Konsequent schlüssige Umsetzungskonzepte fehlen durchweg.[317] Im folgenden ist die Programmatik der fünf größten Parteien zu Aspekten des Managed Care wiedergegeben, die den aktuellen Programmen und Parteitagsbeschlüssen folgt.

SPD. Nach[318] Ansicht der SPD kann nur eine Deckelung der Gesamtausgaben der Krankenkassen die Ausgabenentwicklung unter Kontrolle bringen. Keinesfalls sollten Instrumente der Privaten Krankenversicherung wie Beitragsrückerstattung, die Trennung in Regel- und Wahlleistungen und ähnliches in die GKV eingeführt werden. Die Krankenkassen sollen eine höhere Vertragsfreiheit erhalten, indem sie entscheiden dürfen, bei welchen Anbietern sie die Leistungen einkaufen. Krankenhäuser sollen im Rahmen der Bedarfsplanung in die ambulante Versorgung einbezogen werden. Außerdem soll die Rolle der Hausärzte gestärkt werden, die als Gatekeeper für eine bessere Zusammenarbeit von Haus- und Fachärzten sowie der Krankenhäuser dienen sollen. In diesem Rahmen soll

---

[317] S. auch Szathamary: Neue Versorgungskonzepte im deutschen Gesundheitswesen, 1999, S. 54 f.
[318] S. SPD Programm Bundestagswahl 1998.

teure Medizintechnik gemeinsam genutzt und damit besser ausgelastet werden.

CDU. Nennenswerte[319] Rationalisierungspotentiale werden in der CDU im Gesundheitswesen nicht gesehen. Höhere Gestaltungsmöglichkeiten der Krankenkassen sollen den Wettbewerb unter den Kassen intensivieren. Dazu sei auch eine erweiterte Vertragsfreiheit zwischen den Kassen und Leistungserbringern notwendig, wodurch sich die Wahlfreiheit der Versicherten erhöhe. Die freie Arztwahl und freiberuflich tätige Ärzte gehörten zum Kern eines freiheitlichen Gesundheitswesens. Zur Steuerung der Leistungsinanspruchnahme böten sich Selbstbeteiligungen und Ausgliederung „medizinisch nicht notwendiger Leistungen" aus dem Leistungsangebot der GKV an.

Bündnis 90/Die Grünen wollen[320] ein einheitliches Krankenversicherungssystem für alle Bevölkerungsgruppen bei erhöhter Beitragsbemessungsgrenze.[321] Die Versorgung soll im Rahmen dezentraler integrierter Versorgungsangebote erfolgen, kooperative Praxisformen und berufsübergreifende Kooperationen seien zu fördern. Der Hausarzt soll die Versorgung des Patienten koordinieren und steuern. Außerdem sollten ambulanter und stationärer Bereich verzahnt und vernetzt werden. Dazu gehöre besonders die Neueinrichtung und der Ausbau von Polikliniken. Auch die Kurortmedizin sei auszubauen, da diese im besonderen Maß Prävention und Rehabilitation vereine.

PDS. Ziel[322] der PDS ist es, „den dominierenden Einfluß der pharma- und medizintechnischen Industrie"[323] zu verringern. Au-

---

S. CDU Grundsatzprogramm Nr. 98 - 104; CDU Zukunftsprogramm Nr. 18.
[320] S. Grüne Programm Bundestagswahl 1998 S. 82 f.
[321] S. ebd. S. 82.
[322] S. PDS Parteiprogramm.

ßerdem soll ein einheitliches Versicherungssystem mit gleichen Rechten und Pflichten für alle geschaffen werden. Die ambulante medizinische Betreuung soll gleichberechtigt in Einzelpraxen und in Polikliniken erfolgen. Die Verhandlungen zwischen den öffentlich-rechtlichen Kostenträgern und den Leistungserbringern aller Art sollten künftig auf Regionenebene kollektiv durchgeführt werden, daß heißt, daß sich nur noch zwei Vertragspartner gegenüberständen: Alle Kostenträger auf der einen, alle Leistungserbringer auf der anderen Seite. Der Sicherstellungsauftrag habe auf die Leistungserbringer insgesamt überzugehen, was die überkommene Trennung zwischen ambulantem und stationärem Sektor obsolet machen würde.[324]

FDP. Das[325] Modell der FDP setzt auf die Steuerungskraft marktwirtschaftlicher Instrumente. Neben einem Grundversicherungsschutz sollen die Versicherten möglichst hohe Freiräume bei der individuellen Gestaltung des Versicherungsschutzes genießen. Die gesetzliche Vorgabe für einheitliche und gemeinsame Verhandlungen der Kassen sollen geändert werden, damit die Kassen um die Verhandlungsergebnisse konkurrieren können. Das Sachleistungssystem soll von einem System der Kostenerstattung bei festgelegten Preisen ersetzt werden. Die freie Wahl der Leistungserbringer und die freie Berufsausübung der Heilberufe müsse stets gewährleistet bleiben. Der Wettbewerb zwischen den Kassen solle nicht nur über den Beitragssatz und Service erfolgen, sondern auch durch das Versorgungsangebot „in Form von Disease Managementprojekten oder Hausarztmodellen oder Integrationsmodellen"[326].

---

[323] S. ebd.
[324] S. PDS Programm Bundestagswahl 1998.
[325] S. FDP Beschluß Bundesparteitag.
[326] S. ebd. Nr. 7.

5.8 Quantifizierung des Problemlösungspotentials

Warum der Aufwand?, läßt sich fragen, werden in Deutschland gegenwärtig doch noch nicht einmal die auch in der konventionellen Versorgung vorgesehenen Lenkungsmöglichkeiten ausgenutzt. So sind etwa die nach § 39 Abs. 3 SGB V geforderten Vergleichstabellen (Krankenhausverzeichnisse) über die Behandlungskosten in verschiedenen Krankenhäusern nicht in nennenswertem Umfang erstellt worden. Diese Preislisten hätten die Auswahl der Krankenhäuser nach den Leistungskosten für die jeweilige Krankheit ermöglicht. Die Verabschiedung der Richtlinie zum Preisvergleich von Arzneimitteln[327] („Positivliste") kommt ebenfalls nicht so recht voran. Auch der Überprüfung, ob bei mehreren Arztbesuchen innerhalb eines Quartals die eigentliche geforderte Überweisung durch den behandelnden Arzt[328] vorliegt, steht außer dem Wettbewerb unter den Kassen nichts im Wege. Viele Versicherte sind ohne ein strukturiertes Fallmanagement mit der Verfolgung ihrer eigenen Heilungsinteressen überfordert. Dies führt in einigen Bereichen zu Unter-, in anderen zu Überversorgung, die Rosenbrock in folgendem empirischen Befund faßt:

> Von 100 selbst wahrgenommenen Gesundheitsstörungen gelangen durch das Wirken u.a. schichtenspezifischer Selbstselektionen ca. 30 zum niedergelassenen Arzt. Die meisten anderen 70 Gesundheitsstörungen sind harmlos, vorübergehend und brauchen keine medizinische Intervention. Allerdings bleiben v.a. bei Menschen aus unterprivilegierten Gruppen und Schichten behandlungsbedürftige und therapiefähige Gesundheitsstörungen unbehandelt - *es gibt Unterversorgung.*
>
> Von den 30 Störungen, die über den niedergelassenen Arzt ins Krankenversorgungssystem gelangen, gehören nach verschiedenen Schätzungen zwischen 50% und 70% eigentlich nicht dorthin, weil sie weder bio-medizinischer Natur sind noch medizinisch im Sinne von Heilung zu beeinflussen sind - *es gibt Überinanspruchnahme.*

---

[327] § 92 Abs. 2 SGB V
[328] Gem. § 24 Bundesmantelvertrag-Ärzte.

Diese Störungen sowie auch zahlreiche Beschwerden chronisch Kranker gelangen nicht zum Arzt, weil dies sinnvoll ist, sondern weil die Patienten keine nicht-medizinische Auffang- bzw. Bewältigungsposition gefunden haben - *es gibt Übermedikalisierung.*

Medizinische Behandlung tritt dabei sehr häufig an die Stelle eigentlich adäquater psychosozialer, sozialarbeiterischer oder pflegerischer Hilfe - *es gibt Fehlversorgung.*[329]

Eine HMO als ergänzender Sachwalter zwischen Arzt und Patient erscheint für den einzelnen Versicherten vorteilhaft. Langfristig wünschenswert ist auch die Integration psycho-sozialer Hilfen und von Rehabilitationsmaßnahmen in Einer Trägerschaft. Denkbar ist dabei etwa die Integration von Aufgaben der Unfallversicherung und den rehabilitativen Leistungen der Gesetzlichen Rentenversicherung, sofern sie im Rahmen eines umfassenden Case-Management den Patienten unmittelbar betreffen. Die Beitragspflichten können dabei unangetastet bleiben. Dies würde auch das Problem der Lastverschiebung zwischen den verschiedenen Kostenträgern lösen. Das Einsparpotential einer HMO ist in Deutschland naturgemäß geringer als etwa in den USA, unter anderem, weil Krankenhäuser in Deutschland staatlich subventioniert sind und eine Reduzierung der Einweisungszahlen und der Aufenthaltsdauer nur einen um diesen

Instrument	Ambulanter Bereich	Krankenhausbereich	Gesamt
Pauschalvergütung	1,8	3,8	5,5
Zweitmeinungsverfahren	–	2,5	2,5
Individuelles Fallmanagement	–	0,1	0,1
Behandlungsleitlinien	2,4	–	2,4
Positivlisten	0,6	–	0,6
Lotsensystem	1,8	–	1,8
Zwischensumme	→		12,9
Laufende zusätzliche Kosten	→		- 0,2
Summa	→		**12,6**

Tabelle 6:
Erwartete Einsparungen durch verschiedene Managed-Care-Instrumente im Rahmen einer IPA in Deutschland. Modellrechnung.[330]

Prozentwerte an den Gesamtausgaben Versicherter.

---

[329] Rosenbrock: Gesundheitspolitik, S. 52, Kursiv im Original.
[330] Aus Neuffer S. 235.

sozialisierten Anteil geringeren Kostenvorteil für den Krankenversicherer erwirtschaften. Das potentielle Einsparpotential bei einigermaßen konsequenter Anwendung sechs zentraler Managed Care Instrumente berechnet Neuffer[331] anhand von Daten einer Nürnberger Krankenkasse mit 100.000 Mitgliedern (Siehe Tabelle 6). In dieser Simulation werden die kostenwirksamen Effekte von sechs wesentlichen Lenkungsinstrumenten des MC im Rahmen eines fiktiven IPA-Modells untersucht. Die ausgewählten Instrumente spiegeln Erfahrungen aus deutschen Modellvorhaben und aus Managed-Care-Organisationen in der Schweiz und den USA wider. Voraussetzung war außerdem, daß das betreffende Instrument mit den spezifisch deutschen Anforderungen kompatibel und relativ leicht einzuführen ist. Die Steuerungsintensität des konstruierten Modells ist wesentlich geringer als in dem hier sonst favorisierten HMO-System. Insgesamt ist das Modell also recht konservativ angelegt, auch aus rechtlicher Sicht könnte das Modell Neuffers im Rahmen der Integrationsversorgung ohne weiteres eingeführt werden. Neuffer modelliert die Einführung dieser IPA über fünf Jahre, innerhalb derer die notwendigen Investitionen abgeschrieben werden. Wir betrachten die Effekte im eingeschwungenen Zustand.

Durch die Honorierung der Ärzte nach **Fallpauschalen** sollten erfahrungsgemäß die Leistungskosten um 1,8 Prozent der Gesamtkosten der Versicherten zurückgehen. Im stationären Bereich wird die pauschale Honorierung bereits in weiten Teilen praktiziert.[332] Hier ergäben sich durch erwartete Verkürzungen in der Verweildauer ein Kostenvorteil, der 3,8 Prozent der Versicherungskosten entspricht. Ein konsequentes **Zweitmeinungsverfahren** dient vor allem der Verlagerung von Operationen in den ambulanten Bereich. Die hauptsächliche Einsparung wird bei den Hotelkosten erzielt, denn die medizinischen Leistungen werden weiterhin erbracht. Gegenzurechnen sind erhöhte Ausgaben für häusliche Pflege. Ein Teil der Einsparungen erfolgt auch aus der Verlagerung von Pflegeleistungen aus dem bezahlten Bereich in die häusliche Produktion. Insgesamt sollen die nominellen Einsparungen 2,5 Prozent betragen. Eine weitere Verringerung und Verkürzung der Krankenhausaufenthalte ermögliche

---

[331] Ebd., S. 216 - 251.
[332] Ab 2004 durch Einführung der Berechnung nach DRG auch flächendeckend.

ein **Individuelles Fallmanagement**. Die Einsparungen entsprechen 0,1 Prozent. Freiwillige **Behandlungsleitlinien** werden von den Medizinern in der Regel gut angenommen. Sie beheben letztlich Ausbildungsdefizite und vereinfachen dem Arzt die Therapiegestaltung. Der größte Teil der Einsparungen ergibt sich in diesem Bereich durch das Vermeiden einer unwirksamen Ersttherapie, indem dem Arzt Informationen über die statistische Wirksamkeit verschiedener Therapiemöglichkeiten zur Verfügung gestellt werden. Einsparungspotential: 2,4 Prozent. Freiwillig zu befolgende **Positivlisten von Arzneimitteln** lassen durch verstärkten Einsatz von Generika und dergleichen Einsparungen von 0,6 Prozent erwarten. Ein **Lotsensystem** (Gatekeeping) durch Hausärzte wiederum erspare – hier nur durch Vermeidung von Mehrfachuntersuchungen – voraussichtlich 1,8 Prozent. Zusammen prognostiziert Neuffer Einsparungen in Höhe von 12,6 Prozent der bisherigen Ausgaben, das entspricht 1,7 Beitrags-Prozentpunkten.[333] Das Rationalisierungspotential einer HMO erscheint wesentlich höher.

5.9 Ethische Problematik der HMO-Versorgung

Ein Teil des Einsparpotentials in einer HMO beruht auf der Rationierung von Leistungen. Rationierung ist hier die Zuteilung lebensnotwendiger Güter und Dienstleistungen. Neben den überlebensnotwendigen körperlichen Bedarf tritt der lebenswichtige Bedarf, der die Teilnahme an der Gesellschaft ermöglicht.[334] Kein Gesundheitssystem kommt ohne Rationierungen aus, die schon dem technischen Fortschritt inhärent sind. Bereits die Tatsache, daß nicht jede technische Neuerung in kurzer Frist flächendeckend zur Verfügung steht, ist Rationierung, wenn sie vielleicht auch auf Unterlassen beruhen sollte. Auch „aktive" politische Entscheidungen verursachen Rationierung, etwa wenn die akzeptierte Zeit zwischen der Alarmierung des Rettungsdienstes und seinem Eintreffen am Unfallort durch die Landesregierung festgelegt wird. Anhand dieser Meßzahl sind dann Anzahl und Stationierungsort von Personal, Fahrzeugen und Rettungshubschraubern festzulegen. Rationierung findet auch in der medizinischen

---

[333] Bei einem Angenommenen durchschnittlichen Beitragssatz zur GKV von 13,5 Prozent (s. VdAK-Basisdaten S. 49).

[334] S. Beske/Hallauer/Kern: Rationierung im Gesundheitswesen?, 1996, S. 15 - 17.

Behandlung statt, heute allerdings meist jenseits des gesellschaftlichen Diskurses. Politisch wird immer wieder gefordert, daß nur das „medizinisch notwendige Maß der Behandlung" in einer sozialen Krankenversicherung abgesichert sein solle, ohne daß bisher verbindlich festgelegt ist, welche Behandlungen darunter fallen und welche nicht. Die Entscheidung, was „medizinisch notwendig" ist, ist dem behandelnden Arzt aufgebürdet. Mit solchen Abwägungen seien die freiberuflichen Ärzte jedoch institutionell überfordert, meint der stellvertretende Vorsitzende der Kassenärztlichen Bundesvereinigung Lothar Krimmel. Entscheidungen, die über die Grundlegenden Sachverhalt des medizinisch *überlebens*notwendigen hinausgehen, überforderten die freiberuflichen Ärzte schon institutionell, denn wenn freiberufliche Ärzte Leistungen vorenthalten, gehen sie unter Wettbewerbsbedingungen in Gefahr, daß die Patienten zu einem anderen Arzt wechseln. Das gewünschte Behandlungsniveau müsse also politisch festgelegt werden, denn

> [f]liehen die politisch Verantwortlichen [...] weiterhin in die Illusion der vermeintlichen Ordnungskraft des Kriteriums der "medizinischen Notwendigkeit" und bleiben die leistungsrechtlichen Unklarheiten [...] auf diese Weise bestehen, so droht das Versorgungssystem in kürzester Zeit in einem Sumpf von Risikoselektion, Erpreßbarkeit und Günstlingswirtschaft unterzugehen.[335]

Kuhlmann[336] zeigt in einer empirischen Studie aus Krankenhäusern, daß die knappen Ressourcen wegen des Fehlens verbindlicher Regelungen von den verschiedenen Ärzten nach unterschiedlichen Maßstäben erfolgt. Dies erscheint weder gerecht noch zweckmäßig. Die sicher ethische niemals befriedigend zu lösende Frage der Zuteilungskriterien entzieht sich andererseits nicht der gesellschaftlichen Konsensfindung. So wird etwa die weltweit diskutierte und um einigermaßen eindeutig definierte Kriterien bemühte Verteilungspraxis knapper Organe zu Transplantationszwecken verhältnismäßig kritikfrei praktiziert,[337]

---

[335] Krimmel: Ambulante Versorgung unter Budgetzwang, Deutsches Ärzteblatt; 94 (1997) S. A- 20.
[336] Kulmann: Zwischen zwei Mahlsteinen, 1998.
[337] Vgl. auch Feuerstein: Das RIYADH Intensive Care Program, 1998.

ohne daß die angewandte Lösung ethisch befriedigend wäre. Es ist auch nicht so, daß sich die Zahl der zur Verfügung stehenden Organe unveränderlich wäre, Werbeaktionen für die Organspende und besser vernetzte Transplantationsstellen bieten Ansatzpunkte für politische induzierte Maßnahmen. Auch der Anteil des Volksvermögens, der in die medizinische Versorgung gelenkt wird, resultiert aus einer politischen Entscheidung. Die Diskussion über den angestrebten und finanzierbaren Versorgungsgrad wird in der Gesellschaft nicht geführt, vielmehr wird das Vorliegen von Rationierungen bestritten. Im Resultat erfolgen Zuteilungen unter Berücksichtigung des Bedarf mehr oder weniger zufällig. Bei der Leistungserbringung im Rahmen eines HMO-Systems hingegen müssen die Leistungskriterien eindeutig festgelegt werden. Erst durch eine solche Transparenz kann der Konsens über das gesellschaftlich gewünschte Handlungsniveau gesucht werden. Die Rationierung in den Strukturen einer HMO sind nicht notwendigerweise tiefgreifender als diejenigen in der konventionellen Versorgung, sie werden im Unterschied nur offengelegt. Nur auf diesem Wege können die negativen Auswirkungen aus der Rationierung abgeschätzt und rational minimiert werden. Im Rahmen einer HMO wird das Rationierungsproblem zwar nicht ethisch gelöst, aber in seinen Auswirkungen insgesamt gemildert.

6 Schluß

Wir haben aufgezeigt, daß die Einführung von Elementen des Managed Care im Rahmen der Gesetzlichen Krankenversicherung zu Rationalisierungsvorteilen führt, deren Erlös entweder innerhalb des Gesundheitswesens zu einer Verbesserung der Versorgung verwendet werden oder einer anderen Verwendung zugeführt werden kann. Wir teilen nicht die Auffassung, daß die Ausgabensteigerungen im Gesundheitswesen quasi zwangsläufig sind und nicht aufgehalten werden könnten. Auch sind wir nicht der Auffassung, daß wir uns eine Versorgung auf dem bestehenden oder einem höheren Versorgungsniveau nicht leisten könnten. Die Frage ist nur, ob wir sie uns angesichts rivalisierender Konsumwünsche leisten sollten. Der Systemwettbewerb gibt den Versicherten hier eine gewissen Wahlmöglichkeit gemäß den individuellen Konsumpräferenzen.

6.1 Zusammenfassung

Als hauptsächliche Ursache für die Beitragssatzsteigerungen in der GKV identifizierten wir die Verschiebung von Aufgaben aus steuerfinanzierten Leistungsbereichen zur GKV. Neben diesen politischen Ursachen sind im Bereich der Leistungserbringung Defizite in der Anreizstrukturen vor allem seitens der Ärzte zu beobachten. Daneben führt die doppelte Desintegration von ① ambulantem und stationärem Sektor sowie ② Kostenträgerschaft und Leistungserbringung zu Ineffizienzen. In Managed Care-Organisationen lassen sich diese negativen Effekte reduzieren. In den USA bestehen umfassende Erfahrungen in einem erwerbswirtschaftlichen Umfeld, aber auch mit Non-profit-HMOs. Das Beispiel der Schweiz zeigt, daß die Steuerungsmechnismen auch in nicht gewinnorientierten Organisationen zu Erfolgen führen können.

Die Health Maintenance Organization ist die Managed-Care-Organisation mit dem höchsten Grad der Integration und der höchsten Steuerungsintensität. Sie vereinigt die Aufgaben von Versicherung und Leistungserbringung. In Deutschland bestehen Managed Care-Strukturen in der Gesetzlichen Unfallversicherung und in verschiedenen Projekten aus Erprobungsregelungen. Es zeigt sich, daß die Einflußmöglichkeiten auf die Leistungserbringer zu schwach sind, um nennenswerte Erfolge verzeichnen zu können. Dennoch konnten in diesen

Projekten Erfahrungen gesammelt werden, so daß das Know-how zur Implementierung von HMOs heute vorhanden ist.

Die Kompetenzen sind dabei auf verschiedene Akteure verteilt, deren kooperative Zusammenarbeit anzustreben ist. Besonders aussichtsreich erscheinen dabei Kooperationen zwischen regional beschränkt tätigen Betriebskrankenkassen und ausländischen Managed Care-Organisationen. Die Aufgabe der letzteren könnte auch von allgemeinen Managementkompetenzen, wie sie in Großunternehmen zu finden sind, übernommen werden.

Einige Widerstände handlungslogischer und korporatistischer Art können zweckmäßigerweise durch die Einführung der neuen Organisationsform auf dem Wege eines Systemwettbewerbs überwunden werden. Dieses Vorgehen ist zugleich fehlertolerant, es ermöglicht, allfällige Konzeptionsfehler in einem frühen Stadium zu korrigieren. Damit Versicherte diskriminierungsfrei zwischen den Systemen wechseln können, ist sicherzustellen, daß sie für die Versichertenorganisationen gleich Risiken darstellen. Durch Ausgleich des Umverteilungsanteils an den Beiträgen und einen morbiditätsorientierten Risikostrukturausgleich ist dies zu erreichen. Die Versorgung im Rahmen einer HMO führt unter ethischen Gesichtspunkten jedenfalls zu keiner Verschlechterung der gegenwärtigen Situation.

6.2 Ausblick

Sollte sich die HMO im Wettbewerb in den Augen der Versicherten langfristig als das überlegene Modell erweisen, so könnte sie die konventionelle Versorgungsform ablösen. Notwendig ist das jedoch nicht, die beiden Systeme können vorteilhaft auch nebeneinander bestehen und Versicherte verschiedener Risikostruktur bedienen.

Schützenhilfe zur Einführung von HMOs leistet entgegen seiner Intention der Europäische Gerichtshof. In jüngerer Zeit wird der Grundsatz der Freizügigkeit im Waren- und Dienstleistungsverkehr[338] verstärkt auch auf die Leistun-

---

[338] Vor allem nach Art. 59 EGV a. F., jetzt Art. 49 EGV n. F.

gen der Sozialversicherungssysteme angewendet.[339] Damit gelangen die Krankenkassen auf längere Sicht in erhebliche Bedrängnis, dies nicht allein,

weil mit jeder Behandlung außerhalb der eigenen Grenzen Geld aus der solidarischen Krankenversicherung abfließt, das für die im Inland bereitstehenden Kapazitäten nicht mehr zur Verfügung steht

sondern weil strukturell „eine europaweite Inanspruchnahme von Gesundheitsleistungen [...] nur mit Kostenerstattung verwirklicht werden kann."[340] Solche Änderungen gehen an die Grundfesten der Gesetzlichen Krankenversicherung. Die Kassen wären hoffnungslos damit überfordert, mit allen Leistungserbringern in Europa Verträge auszuhandeln. De facto wären die Kassen darauf angewiesen, sich bei der Versorgung im Ausland den Verträgen dortiger öffentlicher Krankenversicherer anzuschließen. Der Leistungsumfang der GKV wäre in diesem Rahmen nicht mehr zu begrenzen und mit erheblichen Ausgabensteigerungen zu rechnen. Auch können die Leistungserbringer europaweit kaum kontrolliert werden. Hier bieten HMOs eine Nische, weil sie organisatorisch von vornherein lokal begrenzt sind. Wettbewerbsrechtlich sind sie wegen der Einheit von Versicherer und Leistungserbringer kaum mehr anzugreifen. Anzeichen zu einer Abkehr des EuGH von dieser Rechtsprechungspraxis sind zum gegenwärtigen Zeitpunkt nicht erkennbar.

Unter dem in dieser Arbeit gewählten ökonomischen Gesichtspunkt konnten einige weitere Aspekte nicht abschließend beleuchtet werden. Offen mußte die Frage bleiben, ob die Wahlfreiheit zwischen den Versicherungssystemen langfristig eine Erhöhung des individuellen Freiheitsgrades bedeutet. Ist es eine Erhöhung des individuellen Freiheitsgrades, wenn ermöglicht wird, sich Freiheiten (nämlich der freien Arztwahl) zu begeben? Sollte diese Frage positiv beantwortet werden, so bleibt offen, bis zu welcher Höhe sich der Versicherte seines Versicherungsschutzes begeben darf. Ist dies bis zur Höhe einer Versi-

---

[339] S. Beyer/Freitag: Das Sozialrecht in den Zeiten des Binnenmarktes, Juristische Schulung, 2000, S. 852 ff., s. Benner: Sie soziale Dimension der europäischen Integration, 1998, S. 109 – 113, s. Arbeitsgemeinschaft der Spitzenverbände der gesetzlichen Krankenkassen: Strategischer Umgang mit den aktuellen europarechtlichen Entwicklungen, 2000.

cherung, die nur das physisch überlebensnotwendige Behandlungsminimum ab-
deckt, oder kann die Versicherungspflicht ganz entfallen? Nach unserem ökonomischen Modell fehlen dem Versicherten die Entscheidungsgrundlagen (Informationen), um diese Entscheidung über die angemessene Behandlung nut-
zenoptimierend zu fällen. Dies scheint jedoch Voraussetzung zu sein, damit die
Entscheidung über die angemessene Versorgungsart qualifiziert gefällt werden
kann, denn die letztere hat weitgehende Folgen auf das im Krankheitsfall zur
Verfügung stehende Versorgungsangebot. Neben diesen grundsätzlichen Zwei-
feln an den Fähigkeiten der Versicherten zu einer rationalen Entscheidung ist
mit sozial schwachen Bevölkerungsgruppen zu rechnen, die nicht autonom entscheiden werden können. Sollte die geführte Versorgung als kostengünstige
breite Akzeptanz finden, ist eine Wahlfreiheit etwa für Sozialhilfeempfänger,
deren Beiträge durch die Sozialhilfe abgedeckt werden, kaum mehr vertretbar.
Angesichts des Arbeitgeberanteils an den Beiträgen ist ebenfalls denkbar, daß
die Arbeitgeber Druck auf ihre Beschäftigten ausüben, in die kostengünstigere
Versorgungsart zu wechseln. Zumindest für die hier betroffenen ist die Folge
eine Einschränkung der Entscheidungsfreiheit. So ist in der Schweiz ein Bun-
desgesetz in Planung, in dem mit der Argumentation der Kostenersparnis vorgesehen ist, Asylsuchende und Schutzbedürftige ohne Aufenthaltsbewilligung
künftig in den HMOs zu versichern.[341] Hier müssen fiskale Interessen gegenüber
denen schwacher Individuen abgewogen werden. Dessen unerachtet, sind gerade
für diejenigen schwachen Bevölkerungsgruppen, die am allerwenigsten eine
qualifizierte Wahlentscheidung über ihre Absicherung treffen können, die Verbesserungen in den Behandlungsergebnissen bei einer Behandlung im Rahmen
einer HMO erfahrungsgemäß besonders ausgeprägt. Für sozial Schwächere
rechnen wir also mit einer Einschränkung der Entscheidungsfreiheit über die
Wahl des Versorgungssystems und damit einem Verlust an Entscheidungsfreiheit etwa bei der Arzt- und Behandlungswahl. Angesichts dessen, daß in HMOs
immerhin unter einigen Ärzten gewählt werden kann und den verbesserten Be-

---

[340] Bundesministerium für Gesundheit, Pressemitteilung Nr. 28 vom 28. 4. 1998, zit. nach
Beyer/Freytag.
[341] Schweiz/ Eidgenössisches Justiz- und Polizeidepartement: Bericht zum Entwurf der
Teilrevision des Asylgesetzes, Juni 2001, [ad Art. 82 a Abs. 1].

handlungsergebnissen für diesen Personenkreis, halten wir dies für vertretbar. Wünschenswert bleibt, daß möglichst viele Versicherte und Patienten in die Lage versetzt werden, eine eigene qualifizierte Entscheidung zu treffen. Institutionell bietet die HMO hierfür durch die leichte Durchführbarkeit von Disease- und Case-Management gute Möglichkeiten, den Patienten in den Behandlungsverlauf einzubeziehen.

Abkürzungsverzeichnis

a. F.	alter Fassung
AOK	Allgemeine Ortskrankenkasse
BfAI	Bundesinstitut für Außenhandelsinformation
BG	Berufsgenossenschaft
BGB	Bürgerliches Gesetzbuch
BGBl.	Bundesgesetzblatt
BGH	Bundesgerichtshof
BIP	Bruttoinlandsprodukt
BKK	Betriebskrankenkasse
BMG	Bundesministerium für Gesundheit
BSHG	Bundessozialhilfegesetz
DM	Deutsche Mark
DRG	Disease Related Groups
EBM	Einheitlicher Bewertungsmaßstab
EDV	Elektronische Datenverarbeitung
EK	Einkommen
EuGH	Europäischer Gerichtshof
FAZ	Frankfurter Allgemeine Zeitung
GG	Grundgesetz für die Bundesrepublik Deutschland
GKV	Gesetzliche Krankenversicherung
GOÄ	Gebührenordnung für Ärzte
GUV	Gesetzliche Unfallversicherung
GWB	Gesetz gegen Wettbewerbsbeschränkungen
H.	Heft
HMO	Health Maintenance Organization
i. V.	in Verbindung mit
IPA	Individual Practice Association
KV	Kassenärztliche Vereinigung
MBO-Ä	Musterberufsordnung für die deutschen Ärztinnen und Ärzte
MC	Managed Care
MCO	Managed Care Organization
Mio.	Million(en)
Mrd.	Milliarde(n)
n.	nach
OECD	Organisation für wirtschaftliche Zusammenarbeit und Entwicklung
p. a.	per annum
p. m.	Pro Monat
PGP	Prepaid Group Practice
PKV	Private Krankenversicherung
PPO	Preferred Provider Organization
Reha	Rehabilitation

RVO	Reichsversicherungsordnung
S.	Seite
s.	siehe
SGB	Sozialgesetzbuch
StatTb	Statistisches Taschenbuch, Hrsg. Bundesministerium für Gesundheit
StBA	Statistisches Bundesamt
Sz.	Satz
T.	Teil
Tab.	Tabelle
TBC	Tuberkulose
TK	Techniker-Krankenkasse
zit.	zitiert (nach)

Literaturverzeichnis

Abholz, Heinz-Harald (Hrsg.): Gesundheitspolitik zwischen Steuerung und Autonomie. Berlin, 1989.

Ahrens, Hans Jürgen: *Beispiele für neue Anbieterstrukturen in Deutschland.* In: Institut für Gesundheits-System-Forschung (Hrsg.): Bericht über die Tagung Neue Versorgungsstrukturen im Rahmen von Krankenversicherungen und nationalen Gesundheitssystemen, Kiel 27. - 30. November 1995. Kiel, 1996.

Akerlof, George A.: *The Market for Lemons: Qualitative Uncertainty and the Market Mechanism.* In: Quarterly Journal of Economics; 84 (1970), S. 488 - 500.

Amelung, Volker Eric; Harald Schumacher: *Managed Care: Neue Wege im Gesundheitsmanagement.* Wiesbaden, 1999.

Andreas, Heike: *Problemgeschichte der Gesundheitsökonomik in der Bundesrepublik Deutschland.* Köln, 1994.

AOK Baden-Württemberg: *Modellprojekt "Vernetzte Praxen" jetzt auch im Raum Offenburg* [Pressemitteilung vom 12. 2. 1998].

Arbeitsgemeinschaft der Spitzenverbände der gesetzlichen Krankenkassen: *Strategischer Umgang der GKV mit den aktuellen europarechtlichen Entwicklungen: Herausforderung Europa annehmen und gestalten.* o. O., 2000. URL: http://www.vdak-aev.de/download/positionspapier-1110.pdf.

Aristoteles: *Politik.* 4. Aufl. Übers. u. hrsg. v. Manfred Fuhrmann. Hamburg, 1981.

Arnold, Michael; Karl W. Lauterbach; Klaus-J. Preuß: *Managed care: Ursachen, Prinzipien, Formen und Effekte.* Stuttgart, 1997.

Arrow, K. J.: *Uncertainty and the Welfare Economics of Medical Care.* In: American Economic Review; 53 (1963), S. 941 - 973.

Aufhauser, Rudolf; Manfred H. Bobke; Norbert Warga: *Einführung in das Arbeits- und Sozialrecht der Bundesrepublik Deutschland.* Akt. u. erw. Aufl. Köln, 1992

Bartholomeyczik, Sabine; Marlies Krebstakis; Christa Leibing: *Eigeneinrichtungen der AOK Berlin: Forschungsbericht; Teil 1 und 2.* In: Zeitschrift für Sozialreform; 32 (1986), S. 222 - 238; 300 - 319.

Bauberufsgenossenschaft Hannover: *Unfallversicherung durch illegale Beschäftigung und Schwarzarbeit vor dem Kollaps.* Presseinformation vom 2. 4. 2001. URL: www.fg-bau.de/presse/pdf/p020401.pdf.

Baumann, Manfred; Johannes Stock: *Managed care - Impulse für die GKV?: Erfahrungswerte mit alternativen Formen der Steuerung in der Gesundheits-*

versorgung; Endbericht der Prognos AG Basel/Köln im Auftrag der Hans-Böckler-Stiftung. Düsseldorf, 1996.

Baur, Rita et alt.: *Evaluation neuer Formen der Krankenversicherung, Synthesebericht.* Bern, 1998.

Bausch, Jürgen: *Innovative Versorgungsformen, Professionalisierung ohne Regulierung.* In: KBV: Sicherstellung auf dem Prüfstand, S. 41 - 44.

Becker-Berke, Stephanie: *Stichwort: Gesundheitswesen: Ein Lexikon für Einsteiger und Insider.* Bonn, o. J. [1999].

Benner, Thorsten: *Die soziale Dimension der europäischen Integration: Redistributive und sozialregulative Politik zwischen Nationalstaat und Europäischer Union.* Siegen, 1998.

Beske, Fritz: *Zum Stand der Fremdleistungen in der Gesetzlichen Krankenversicherung 1997.* Würzburg, 2000.

——; Johannes F. Hallauer: *Das Gesundheitswesen in Deutschland: Struktur, Leistung, Weiterentwicklung.* 3. Aufl. Köln, 1999.

——; ——; Axel Olaf Kern: *Rationierung im Gesundheitswesen?: Zur Weiterentwicklung der gesetzlichen Krankenversicherung: Leistungskatalog, Selbstverwaltung, Fremdleistungen.* Kiel, 1996.

——; M. Thiede; Johannes F. Hallauer: *Belastungen der gesetzlichen Krankenversicherung durch Fremdleistungen: Analyse und Lösungsvorschläge.* Kiel, 1996.

Beyer, Thomas C. W.; Wolfgang Freitag: *Das Sozialrecht in den Zeiten des Binnenmarktes: EuGH, EuZW 1998, 217, 343 und 345.* In: Juristische Schulung (2000), S. 852 ff.

Biedermann, Daniel (Hrsg.): *Krankenversicherung und Gesundheitswesen – wie weiter?: 29 Entscheidungsträger beantworten zehn Grundsatzfragen.* Bern, 1999.

Böcken, Jan; Martin Butzlaff; Andreas Esche (Hrsgg.): *Reformen im Gesundheitswesen: Ergebnisse der internationalen Recherche; Carl-Bertelsmann-Preis 2000.* [Gütersloh], 2000.

Boetius, Jan: *Gesetzliche Krankenversicherung (GKV) und private Krankenversicherung (PKV): Modell eines zukunftssicheren Systems; [Vortrag, gehalten auf Einladung der Münsterischen Forschungsstelle für Versicherungswesen am 25. 1. 1999].* Karlsruhe, 1999.

Braun, Bernhard; Hagen Kühn; Hartmut Reiners: *Das Märchen von der Kostenexplosion: Populäre Irrtümer zur Gesundheitspolitik.* 2. Aufl. Frankfurt am Main, 1998.

Brenner, Gerhard: *Managed Care in USA: Erfahrungen und Anleihen für Deutschland.* In: Deutsches Ärzteblatt; 95 (1998).

Breuer, Michael: *Ökonomische Grundlagen der Sozialversicherungsorganisation: Die Konsequenzen des Groucho-Marx-Effektes.* Baden-Baden, 1999. (Zugl. Diss. Univ. Bremen, 1997).

Breyer, Friedrich: *Health care reform: Separating insurance from income distribution.* Rev. Version. Konstanz, 1999.

—— *Moral Hazard und der optimale Krankenversicherungsvertrag: Eine Übersicht.* In: Zeitschrift für die gesamte Staatswissenschaft; 140 (1984), S. 288 - 307.

——; Peter Zweifel: *Gesundheitsökonomie.* 2. Aufl. Berlin, 1997.

Bruckenberger, Ernst: *Die Großgeräteverordnung ist tot, es lebe die regionalisierte Radiologieabstimmung.* In: Der freie Radiologe (1995) H. 2, S. 8 ff.

Brunkhorst, Johann: *Zur Problematik unterschiedlicher Risikostruktur und ihres Ausgleichs in der Sozialversicherung insbesondere in der Gesetzlichen Krankenversicherung.* Berlin, 1987. (Zugl. Diss. Univ. Hamburg, 1986).

Brunner, Ulrich: *Integrierte Versorgung darf Einzelne nicht ausgrenzen.* In: Pharmazeutische Zeitung; 145 (2000), H. 40.

Buchanan, James M.: *An Economic Theory of Clubs.* In: Economica; 32 (1965), S. 1 - 14.

Bürgerliches Gesetzbuch vom 18. August 1896 (RGBl. S. 195).

Bundesgerichtshof: *BGH Urteil 1. Zivilsenat v. 18. 12. 1981, Az. I ZR 116/80.* In: Juris Datenbank Rechtsprechung 010516223611 Nr. BORE013748409.

Bundesmantelvertrag-Ärzte [Vertrag nach § 82 Abs. 1 SGB V zwischen KBV und Spitzenverbänden der Krankenkassen]. Stand: 30. 3. 1998.

Bundesministerium für Gesundheit (Hrsg.): *Daten des Gesundheitswesens.* Bonn, 1999.

—— (Hrsg.): *Statistisches Taschenbuch Gesundheit 2000.* Bonn, 2000.

Bundessozialgericht: *Urteil 2. Senat vom 9. 12. 1964, Az. 2 RU 147/61.* In: Entscheidungen des Bundessozialgerichts, Hrsg. v. seinen Richtern, S. 136 - 139. Köln, 1965.

—— *Urteil 5. Senat v. 23. 8. 1972, Az. 5 RKnU 16/70.* In: s. Urteil 2. Senat, S. 255 - 260.

Bundessozialhilfegesetz vom 30. Juni 1961 (BGBl. I S. 815) in der Neufassung vom 23. März 1994 (BGBl. I S. 646; Ber. S. 2975), zuletzt geändert durch Gesetz zur Reform der gesetzlichen Rentenversicherung und zur Förderung eines kapitalgedeckten Altersvorsorgevermögens (Altersvermögensgesetz - AVmG) vom 26. Juni 2001 (BGBl . I S. 1310).

Bundesstelle für Außenhandelsinformation: *US-Gesundheitswesen wieder vor einem Kostenanstieg: Konsolidierungsphase klingt ab.* 1998. In: Datenbank "Datenpool Länder und Märkte".

Busch, Susanne; Anita B. Pfaff; Christian Rindsfüßer: *Die Finanzierung der gesetzlichen Krankenversicherung: Möglichkeiten zur Umgestaltung und Ergebnisse ausgewählter Modellrechnungen.* Düsseldorf, 1996.

Cassel, Dieter: *Wirtschaftliche und soziale Auswirkungen von Wahlmodellen in der Gesetzlichen Krankenversicherung: Ergebnisse einer Simulation regionaler Mitgliederwanderungen bei freier Kassenwahl und alternativen Formen des Risikostrukturausgleichs.* Baden-Baden, 1992.

CDU: *Grundsatzprogramm der CDU Deutschlands: "Freiheit in Verantwortung"; 5. Parteitag, 21. - 23. Februar 1994, Hamburg.*

—— *Zukunftsprogramm: Beschluß des 10. Parteitages der CDU Deutschlands vom 17. - 19. Mai 1998 in Bremen.*

Clade, Harald: *Managed Care und Hausarztmodelle in der Bewährung: Nicht immer sind die mit der Krankenversicherungsreform von 1996 in der Schweiz erhofften Steuerungswirkungen eingetreten.* In: Deutsches Ärzteblatt; 96 (1999), S. A-1262 f.

Claes, Christa; Yvonne Mahlfeld: *Disease Management und Pharmaindustrie.* Hannover, 1999.

Cunningham, Frances C.; John W. Williamson: *How Does the Quality of Health Care in HMOs Compare to that in Other Settings?: An Analytic Literature Review 1958 to 1979.* In: The Group Health Journal (Washington/DC); 1 (1980), S. 2 - 23.

Deutsche Krankenversicherung Aktiengesellschaft: *Bericht über das Geschäftsjahr 1999.* Köln, 2000.

—— *DKV startet Kooperation mit Ärztenetzwerk: Modellversuch für neuen Ansatz in der Gesundheitsversorgung.* In: DKV Nachrichten (1999) H. 5, S. 6 - 9.

—— *Neue Ansätze in der Gesundheitsversorgung: DKV startet Zusammenarbeit mit Ärztenetzwerk Medinet [Pressemitteilung der DKV vom 29. 9. 1999].* Köln.

Döhler, Marian: *Historische und gesundheitspolitische Aspekte in Verhältnis zwischen medizinischer Profession und integrierten Versorgungssystemen in Deutschland.* In: Hauser/Schulenburg, S. 39 - 73.

Downs, Anthony: *Ökonomische Theorie der Demokratie.* Tübingen, 1968.

Dudey, Stefan: *Verteilungswirkungen des Sozialversicherungssystems der Bundesrepublik Deutschland und Modellierung seiner zukünftigen Entwicklung.* Diss. Univ. Bochum, 1996.

Eberle, Gudrun: *Bleibt uns die soziale Krankenversicherung?: Von der Bismarck'schen Konzeption zur 3. Stufe der Gesundheitsreform.* St. Augustin, 1997.

—— *Die Konzertierte Aktion im Gesundheitswesen: Entstehung, Arbeitsweise, Bedeutung für die GKV.* In: Soziale Sicherheit; 34 (1985) H. 4.

Ehlers, Alexander P. F.: *Kombinierte Budgets in Berlin: Managed-Care-Modelle auf dem Vormarsch?* In: Brennpunkt Gesundheitswesen (1996) H. 2, S. 8 f.

Enderle, Georges: *Ökonomische und ethische Aspekte der Armutsproblematik.* In: Wirtschaft und Ethik. Hrsg. v. Hans Kink, Matthias Maring. Stuttgart, 1992, S. 134 - 152.

Entwurf eines Gesetzes zur Reform der gesetzlichen Krankenversicherung ab dem Jahr 2000 (GKV-Gesundheitsreform 2000): Gesetzentwurf der Fraktionen SPD und BÜNDNIS 90/DIE GRÜNEN, 23. 06. 99. (Deutscher Bundestag: Drucksache 14/1245).

Erbsland, Manfred; Eberhard Wille: *Bevölkerungsentwicklung und Finanzierung der Gesetzlichen Krankenversicherung.* In: Zeitschrift für Versicherungswissenschaft; 4 (1995), S. 663 - 686.

Erdmann, Yvonne: *Managed Care: Veränderungen im Gesundheitswesen der USA in den letzten 30 Jahren.* Baden-Baden, 1995.

Europäische Union: *Konsolidierte Verträge: Vertrag über die Europäische Union; Vertrag zur Gründung der Europäischen Gemeinschaft.* Luxemburg, 1997.

—— *Vertrag zur Gründung der Europäischen Gemeinschaft i. d. F. v. 7. 2. 1992.* In: Europäische Gemeinschaft [...], Hrsg. v. Thomas Läufer, Bonn, 1993.

Europäisches Observatorium für Gesundheitssysteme: *Gesundheitssysteme im Wandel: Deutschland 2000.* O. O., 2000. URL: http://www.observatory.dk/hit/images/hits_pdf/deutschland.pdf 010109.

FDP: *Beschluss des 52. ordentlichen Bundesparteitages der FDP, Düsseldorf, 4. - 6. Mai 2001: Für ein liberales Gesundheitssystem mit Eigenverantwortung [...].*

Felder, Stefan; Markus Meier; Horst Schmitt: *Health care expenditure in the last months of life.* In: Journal of Health Economics; 19 (2000) S. 679 - 695.

Felkner, Chr.; P. Stein; U. Stutzmüller: *Die Entwicklung der Beitragssatzstruktur und ihrer Bestimmungsgründe in der GKV.* Gerlingen, 1990.

Feuerstein, Günter: *Das RIYADH Intensive Care Program: Computerunterstütze Mortalitätsprognostik als Legitimationsbasis klinischer Entscheidungen.* In: Feuerstein/Kuhlmann, S. 111 - 125.

——; Ellen Kuhlmann (Hrsgg.): *Rationierung im Gesundheitswesen.* Wiesbaden, 1998.

Frey, Bruno S.; Beat Heggli: *Außermarktliche Ökonomie.* In: Gabler Wirtschafts-Lexikon, 13. Aufl. Wiesbaden, 1992, S. 305 - 311.

Fries, James F.: *Aging, Natural Death, and the Compression of Morbidity.* In: New England Journal of Medicine; 303 (1980) H. 3, S. 130 - 135.

Fuhr, Christoph: *US-Präsident Clinton scheitert beim Versuch, die Rechte von Manged-Care-Patienten zu verbessern.* In: Ärzte Zeitung vom 20. 10. 1998.

Füllsack, Martin: *Reformmodelle in der gesetzlichen Krankenversicherung und ihre Vereinbarkeit mit der Verfassung.* Konstanz, 1996. (Zugl. Diss. Univ. Konstanz, 1996).

Gebührenordnung für Ärzte (GOÄ) mit verkürzten Leistungsbeschreibungen (Stand: 18. Mai 2000).

Gesetz zur Reform der gesetzlichen Krankenversicherung ab dem Jahr 2000 (GKV-Gesundheitsreform 2000) vom 17. 12 1999, BGBl. I S. 2626.

Gesetz zur Sicherung und Strukturverbesserung der gesetzlichen Krankenversicherung (Gesundheitsstrukturgesetz) vom 21. Dezember 1992, BGBl. I S. 2266.

Goldoni, Carlo: *Der Diener zweier Herren [1753].* Stuttgart, 1994.

Greenfield, S. et alt.: *Variations in Resource Utilazation Among Medical Specialities and Systems of Care.* In: Journal of the American Medical Association; 269 (1992) H. 3.

Grüne: *Grün ist der Wechsel: Programm zur Bundestagswahl 1998, Verabschiedet auf der 10. ordentlichen Bundesdelegiertenkonferenz im März 1998 in Magdeburg.* Bonn, 1998.

Gutenberg, Erich: *Grundlagen der Betriebswirtschaftslehre; Bd. 1.* 24. Aufl. Berlin, 1983.

Halk, Karin; Uwe Chr. Träger: *Wie wirkt das neue Ladenschlußgesetz auf den Einzelhandel?: Erste Ergebnisse einer Befragung des Ifo Instituts.* In: Ifo-Schnelldienst (1999) H. 1 - 2.

Hallauer, Johannes F.; Axel Olaf Kern; Fritz Beske: *Ansichten von Verbänden und Organisationen im Gesundheitswesen zur Weiterentwicklung der gesetzlichen Krankenversicherung: Ergebnisse einer Meinungsumfrage zu Beitragssatz und Leistungsspektrum der gesetzlichen Krankenversicherung.* Würzburg, 1997.

Hartmann, Anja K.: *Zwischen Differenzierung und Integration: Die Entwicklung des Gesundheitssystems in den Niederlanden und der Bundesrepublik Deutschland.* Diss. Univ. Bochum, 2000. URL: http://sunu869.rz.ruhr-uni-bochum.de/netahtml/HSS/Diss/HartmannAnjaK/.

Haubrock, Manfred; Hartmut Hagmann; Thomas Nerlinger: *Managed care: Integrierte Versorgungsformen.* Bern, 2000.

Hauptverband der gewerblichen Berufsgenossenschaften; Bundesverband der landwirtschaftlichen Berufsgenossenschaften; Bundesverband der Unfallkassen; Kassenärztliche Bundesvereinigung: *Vertrag gem. § 34 Abs. 3 SGB VII [...] über die Durchführung der Heilbehandlung, die Vergütung der Ärzte sowie die Art und Weise der Abrechnung der ärztlichen Leistungen (Vertrag Ärzte/Unfallversicherungsträger) gültig ab 1. Mai 2001.*

Hauser, Heinz: *Grundzüge einer wettbewerbsorientierten Reformpolitik und das Konzept der Health Maintenance Organization.* In: Hauser/Schulenburg, S. 13 - 35.

——; Johannes-Maria Schulenburg: *Health maintenance organizations: Eine Reformkonzeption für die gesetzliche Krankenversicherung in der Bundesrepublik Deutschland?* Gerlingen, 1988.

Hayek, Friedrich August: *Freiburger Studien.* Tübingen, 1969.

—— *Wettbewerb als Entdeckungsverfahren [1968]* In: Ders.: Freiburger Studien, S. 249 - 265.

Hegselmann, Rainer: *Zur Selbstorganisation von Solidarnetzwerken unter Ungleichen: Ein Simulationsmodell.* In: Wirtschaftsethische Perspektiven I. Karl Homann (Hrsg.). Berlin, 1994, S. 105 - 129.

Heimer, Andreas; Michael Steiner: *Impulse für die deutsche Gesundheitspolitik.* In: Prognos Trendletter; (2000) H. 11, S. 1 f.

Heinemann, Friedrich: *Da weiß man, was man hat: Status-quo-Präferenz, Besitzeffekt, Verlust-Aversion.* In: FAZ vom 2. 6. 2001, S. 15.

—— *Die Psychologie irrationaler Wirtschaftspolitik am Beispiel des Reformstaus.* Mannheim, 2000. URL: ftp://ftp.zew.de/pub/zew-docs/dp/dp0012.pdf 010619.

Helmich, Christoph: *Die Gestaltung substitutiver privater Krankenversicherungsprodukte vor dem Hintergrund der Ausgabenentwicklung im Gesundheitswesen.* Diss. Univ. Bielefeld, 2000. URL: http://archiv.ub.uni-bielefeld.de/disshabi/2000/0008.pdfk 010116.

Hildebrandt, Helmut; Andreas Domedey; Günter Fuchs: *Health Maintenance Organizations in den USA: Eine Einführung.* In: Die Betriebskrankenkasse (1995) H. 12, S. 722 ff.

Hohenthal, Carl: *Hundt: Kassenbeiträge für Ehefrauen.* In: FAZ vom 11. 9. 2000, S. 17.

Höhle, H.-P.: *Einführung in das System der ambulanten ärztlichen Versorgung in der Bundesrepublik Deutschland.* O. O. [Köln], 1995.

Huber-Stemich, Felix et alt.: *Sechs Jahre HMO Zürich-Wiedikon: Ein Erfahrungsbericht.* In: Ars medici (Zürich); 13 (1996) S. 1079 - 1082, 1135 - 1139.

Indra, Peter: *Zur Krankenversicherung in der Schweiz 1911 bis heute.* In: Münsterische Sozialrechtstagung, S. 25 - 66.

Institut der deutschen Wirtschaft. *Zahlen zur wirtschaftlichen Entwicklung der Bundesrepublik Deutschland.* Köln, 2000.

Institut für Gesundheits- und Sozialforschung (IGES): *Zur Wirkung des Risikostrukturausgleichs in der gesetzlichen Krankenversicherung: Eine Untersuchung im Auftrag des Bundesministeriums für Gesundheit; Zwischenbericht.* Berlin, 30. 9. 2000. URL: http://www.bmgesundheit.de/themen/gkv/risiko/iges.html 0010191902.

—— *Zur Wirkung des Risikostrukturausgleichs in der gesetzlichen Krankenversicherung: Eine Untersuchung im Auftrag des Bundesministeriums für Gesundheit; Endbericht.* Berlin, 15. 2. 2001.

Jung, Andreas: *Abnicker ohne Einfluß.* In: Der Spiegel (1999) H. 19.

Kaiser, Roland H.: *Integrierte Versorgung und Praxisnetze: Vision und Wirklichkeit.* In: Der deutsche Dermatologe; 2 (2000) H. 2 S. 82 - 90.

Kassenärztliche Bundesvereinigung: *Praxisnetze: Innovation des Gesundheitssystems; Dokumentation zum Symposium der Kassenärztlichen Bundesvereinigung am 18./19. März 1999 in Königswinter.* Köln, 1999. (= KBV Kontext (1999) H. 12).

—— *Neue Versorgungsstrukturen - eine Chance für die Ärzteschaft: Positionspapier der Kassenärztlichen Bundesvereinigung zur Entwicklung neuer Versorgungsstrukturen.* Köln, 2000. URL: http://www.kbv.de/themen/567.htm 001023.

—— *Praxisnetze: Innovation des Gesundheitssystems; Dokumentation zum Symposium der KBV am 18./19. 3. 1999 in Königswinter.* Bonn, 1999.

—— *Projekte zur Weiterentwicklung der ambulanten Versorgung im Überblick.* Köln, 1999.

—— *Sicherstellung auf dem Prüfstand: Die Dokumentation zum Symposium der Kassenärztlichen Bundesvereinigung am 10./11. Februar 2000 in Berlin.* Köln, 2000. (= KBV Kontext; 14).

—— *Tätigkeitsbericht 2000.* Köln, 2001.

Kassenärztliche Vereinigung Bayerns: *Satzung der Kassenärztlichen Vereinigung Bayerns vom 1. April 1956 [zuletzt geändert 28. Juni 2000].* URL: http://www.kvb.de/kv-orga/kvb_satz.htm 010623.

Kassenärztliche Vereinigung Berlin: *[Homepage Netze]* URL: http://www.kvberlin.de/Homepage/aufgaben/netz/index.html 001221 (nicht mehr erreichbar).

Kayser, Björn; Bernd Schwefing: *Managed care und HMOs: Lösung für die Finanzkrise der Krankenversicherung?* Bern, 1998.

Kerber, Wolfgang: *Wettbewerb als Hypothesentest: Eine evolutorische Konzeption wissenschaffenden Wettbewerbs.* In: Dimensionen des Wettbewerbs. K. Delhaes; U. Fehl (Hrsgg.), Stuttgart, 1997, S. 29 - 78.

Kern, Axel Olaf: *Auswertung einer Leserumfrage: Leistungseinschränkungen oder Rationierung im Gesundheitswesen.* In: Deutsches Ärzteblatt; 96 (1999) H. 3, S. 93 - 96.

Knaup, Horand; Alexander Neubacher: *Spielball der Lobby.* In: Der Spiegel (2001) H. 27.

Europäische Union] *Konsolidierte Fassung des Vertrags zur Gründung der Europäischen Gemeinschaft.* URL: http://europa.eu.int/eur-lex/de/treaties/dat/ec_cons_treaty_de.pdf 010815.

Kortendieck, Georg: *Gesundheitsökonomie und Wirtschaftspolitik: Neoklassische versus österreichische Markttheorie dargestellt am Beispiel des Gesundheits- und Krankenversicherungswesens.* Freiburg/Breisgau, 1993. (Zugl. Diss. Univ. Freiburg).

Krämer, Walter: *Eine ökonometrische Untersuchung des Marktes für ambulante kassenärztliche Leistungen.* In: Zeitschrift für die gesamte Staatswissenschaft; 137 (1981) S. 45 - 61.

Krimmel, Lothar: *Ambulante Versorgung unter Budgetzwang: Was ist "medizinisch notwendig"?* In: Deutsches Ärzteblatt; 94 (1997), S. A-20.

Kruschwitz, Lutz: *Investitionsrechnung.* 2. Aufl. Berlin, 1985.

Kruse, Jürgen: *Das Krankenversicherungssystem der USA: Ursachen seiner Krise und Reformversuche.* Baden-Baden, 1997.

Kuhlmann, Ellen: *Zwischen zwei Mahlsteinen: Ergebnisse einer empirischen Studie zur Verteilung knapper medizinischer Ressourcen in ausgewählten klinischen Settings.* In: Feuerstein/Kuhlmann, S. 11 - 80.

Kühn, Hagen: *Praxisnetze aus internationaler Perspektive.* In: KBV Symposium Praxisnetze S. 15 - 32.

Kühnle, Silke: *Konzept für eine Lernende Healthcare Organisation: Erfolgsfaktoren von Lern- und Veränderungsprozessen in stationären Gesundheitssystemen.* Diss. Univ. Bielefeld, 2000. URL: http://archiv.ub.uni-bielefeld.de/disshabi/2000/0003/.

Lampert, Heinz: *Lehrbuch der Sozialpolitik.* 5. Aufl. Berlin, 1998.

—— *Soziale Selbstverwaltung als ordnungspolitisches Prinzip staatlicher Sozialpolitik.* In: Winterstein, S. 37 - 62.

Lauterbach, Karl W.; Eberhard Wille: *Modell eines fairen Wettbewerbs durch den Risikostrukturausgleich: Gutachten im Auftrag des Verbandes der Angestellten-Krankenkassen e. V. (VdAK), des Arbeiter-Ersatzkassen-Verbandes e. V. (AEV), des AOK-Bundesverbandes (AOK-BV) und des IKK-Bundesver-*

bandes *(IKK-BV)* o. O.: 2001. URL: http://www.vdak.de/download/endgutachten_rsa.pdf 0107080217.

—— *Modebegriffe mit Hochkonjunktur: Evidenzbasierte Medizin und Managed Care werden häufig als vermeintlich austauschbare Begriffspaare für eine Umstrukturierung hin zu einer rationaleren Versorgung angesehen.* In: Deutsches Ärzteblatt; 96 (1999), S. A-2128 - A-2130.

Leibelt, Cornelia: *Praxisnetz Berlin: Ein Modellvorhaben, das Nägel mit Köpfen machen will.* In: Brennpunkt Gesundheitswesen (1998) H. 5, S. 14 - 20.

Leipold, Helmut: *Wirtschafts- und Gesellschaftssysteme im Vergleich: Grundzüge einer Theorie der Wirtschaftssysteme.* 5. Aufl. Stuttgart, 1988.

Loomann, Volker: *Vermögende Unternehmer haben Geld, aber keine Zeit, sich um ihre Millionen zu kümmern.* In: FAZ vom 6. 3. 2000, S. 40.

Lück, Wolfgang: *Johann Heinrich Jung-Stilling: 12. 9. 1740 - 2. 4. 1817.* Marburg, 1990.

Luft, Harold S.: *Health Maintenance Organizations: Dimensions of Performance.* New York, 1981.

Lundin, Douglas: *Moral hazard in physician prescription behavior.* In: Journal of Health Economics; 19 (2000) S. 639 - 662.

Maag, Daniel: *New public Management (NPM) im Gesundheitswesen: Ein Überblick über die Ansätze in den Kantonen.* Muri, 2000. (Zugl. Diplomarb. FH f. Wirtsch. St. Gallen).

Mäder, Rudi: *Fragen an die Krankenkassen: Themenkatalog zu Krankenkassenproblemen.* Rohrschede, 1985.

Männer, Leonhard: *Einführung von Wahltarifen und deren Auswirkungen auf den Solidarausgleich in der GKV: Empirische Ergebnisse.* In: Verteilungsziele und Verteilungswirkungen im Gesundheitswesen. G. Gäfgen; P. Oberender (Hrsgg.), Baden-Baden, 1989, S. 111 ff.

Maydell, Bernd von (ed.): *Probleme sozialpolitischer Gesetzgebung: Das Beispiel des Gesundheitsreformgesetzes.* St. Augustin, 1991.

Mayntz, Renate: *Politische Steuerbarkeit und Reformblockaden: Überlegungen am Beispiel des Gesundheitswesens.* In: Staatswissenschaften und Staatspraxis; 1 (1990), S. 270 ff.

McKenzie, Richard B.; Gordon Tullock: *Homo Oeconomicus: Ökonomische Dimensionen des Alltags.* Frankfurt am Main, 1984.

Meyers-Middendorf, Jörg: *Die Gestaltungsrelevanz marktwirtschaftlichen Wettbewerbs in der Gesetzlichen Krankenversicherung: Sozialökonomische Analyse der Möglichkeiten und Grenzen eines Krankenkassenwettbewerbs.* Köln, 1993. (Zugl. Diss. Univ. Köln, 1992).

Milde, Petra C.: *Institutionenökonomische Analyse alternativer Krankenversicherungssysteme: Das Beispiel der Gesetzlichen Krankenversicherung und der "Health Maintenance Organization".* Diss. Univ. Hamburg, 1992.

Milgrom, Paul; John Roberts: *Economics, Organization and Management.* Englewood Cliffs/New Jersey, 1992.

Miller, R.; H. S. Luft: *Managed Care Plan Performance since 1980.* In: Journal of the American Medical Association; 271 (1994), S. 1512 - 1519.

Müller, Klaus: *Krankenversicherungsmarkt und Managed Care in der Schweiz.* In: Die BKK (1998) H. 1, S. 9 ff.

Münsterische] 5. Münsterische Sozialrechtstagung Managed Care, 5./6. November 1999 in Münster. Karlsruhe, 2000.

Musterberufsordnung für die deutschen Ärztinnen und Ärzte in der Fassung der Beschlüsse des 100. Deutschen Ärztetages in Eisenach (MBO-Ä 1997). In: Deutsches Ärzteblatt; 94 (1997), S. A-2354 ff.

National Center for Health Statistics: *Health, United States, 2000.* Hyattsville/Maryland, 2000.

Neipp, Joachim: *Das Gesundheitswesen der USA: Ein Vorbild für die Gesetzliche Krankenversicherung?* Baden-Baden, 1988.

Neuffer, Andreas B.: *Managed care: Umsetzbarkeit des Konzeptes im deutschen Gesundheitssystem.* Bayreuth, 1997.

Nieschlag, Robert; Erwin Dichtl; Hans Hörschgen: *Marketing.* 16. Aufl. Berlin, 1991.

o. V.: *"Mr. HMO" selbständig.* In: Tages-Anzeiger (Zürich) vom 7. 11. 1997.

—— *Berliner Praxisnetz von BKK und TK am Ende.* In: Brennpunkt Gesundheitswesen (2000) H. 11, S. 3.

—— *Gemeinsamer Service in Sicht: Schnelle Hilfe für Ratsuchende.* In: G+G Blickpunkt (2001) H. 5, S. 2.

—— *Harte Brocken für die gesetzliche Krankenversicherung.* In: G+G Blickpunkt (2001) H. 7, S. 3.

—— *Mehr Geld für weniger Klinikleistungen.* In: Medical Tribune (2001) H. 13, S. 1.

Olson, Mancur: *Die Logik kollektiven Handelns: Kollektivgüter und die Theorie der Gruppen.* Tübingen, 1968.

Orlowski, Ulrich: *Erprobung von "Managed-Care" in Deutschland.* In: Die Betriebskrankenkasse (1996) H. 6, S. 280 ff.

—— *Modellvorhaben in der gesetzlichen Krankenversicherung.* In: Die BKK (1997), S. 110 ff.

—— *Strukturverträge - Perspektiven und Grenzen.* In: Die BKK (1997), S. 240 ff.

PDS: *Programm der Partei des Demokratischen Sozialismus: Beschlossen von der 1. Tagung des 3. Parteitages der PDS, 29. bis 31. Januar 1993.*
—— *Programm der PDS zur Bundestagswahl 1998: Für den politischen Richtungswechsel.* Berlin, 1998.

Pehlke, Harald: *Ansatzpunkte zur systemgerechten Weiterentwicklung der gesetzlichen Krankenversicherung.* In: Aspekte zur GKV Strukturreform. Medizinisch Pharmazeutische Studiengesellschaft (Hrsg.). Stuttgart, 1994, S. 21 - 40.

Pfaff, Martin: *Funktionsfähiger Wettbewerb innerhalb und zwischen den gesetzlichen und privaten Krankenkassen: Einige Anmerkungen zur laufenden Diskussion.* In: Arbeit und Sozialpolitik (1995) H. 9 - 10, S. 12 - 19.

Plagemann, Jochen; Hermann Plagemann: *Gesetzliche Unfallversicherung.* München, 1981.

Plantholz, Markus: *Dürfen gesetzliche Krankenkassen die häusliche Krankenpflege durch Eigenbetriebe oder die Anstellung eigener Pflegekräfte monopolisieren?* Hamburg, 2001. URL: http://www.bpa.de/aktuell/presse/21-printer.shtml 010514.

Platz, Albert R. et alt.: *Die gesetzliche Unfallversicherung in der betrieblichen Praxis: Die gewerblichen Berufsgenossenschaften.* Köln, 1989.

Popp, Ekhard: *Ökonomie und Versicherungstechnik in der Managed-Care-Versorgung: Untersuchungen zur Effektivität, Effizienz und Chancengleichheit integrierter Versorgungs- und Vergütungsmodelle in der gesetzlichen Krankenversicherung bei Honorierung mit "Kopfbudgets und kombinierten Budgets"* Bayreuth, 1997. (Zugl. Diss. Univ. Göttingen, 1996).

Popper, Karl R.: *Die Logik der Sozialwissenschaften.* In: Der Positivismusstreit in der deutschen Soziologie. Theodor W. Adorno et alt. (Hrsgg.). 13. Aufl. Frankfurt am Main, 1989, S. 103 - 123.

Rahmenvereinbarung zur integrierten Versorgung gemäß § 140 d SGB V. O. O., 2000. URL: http://www.kvno.de/ftproot/kvno/vertrag/raintver.pdf 010725.

Reichelt, Herbert: *Steuerungswirkungen der Selbstbeteiligung im Arzneimittelmarkt: Analyse der Auswirkungen bisher produzierter und aktuell diskutierter Selbstbeteiligungsregelungen in der Arzneimittelversorgung im Rahmen der Gesetzlichen Krankenversicherung.* Stuttgart, 1994.

Reiners, Hartmut: *Selbstverwaltung zwischen Ideologie und Praxis.* In: Gesundheitspolitik zwischen Steuerung und Autonomie. Berlin, 1989, S. 34 - 43.

Rieser, Sabine: *Bloß keine Revolution im Gesundheitswesen: Bevölkerungsstudie.* In: Deutsches Ärzteblatt; 96 (1999) S. A-741 f.

Roos, Andreas: *Managed care: Ein Erfahrungsbericht aus der Schweiz.* In: Schweizerische Versicherungszeitschrift; 66 (1998), S. 210 - 216.

Rosenblatt, Bob: *The Power of Choice.* In: Los Angeles Times vom 25. 9. 2000.

Rosenbrock, Rolf: *Gesundheitspolitik.* Berlin, 1992.

Sachverständigenrat für die Konzertierte Aktion im Gesundheitswesen: *Gesundheitsversorgung und Krankenversicherung 2000: Mehr Ergebnisorientierung, mehr Qualität und mehr Wirtschaftlichkeit.* Bonn, 1995.

Salfeld, Rainer: *Entwicklungstrends des Gesundheitssystems und Organisationsentwicklung der KVen.* In: KBV: Sicherstellung S. 25 - 34.

Samuelson, Paul A.; William D. Nordhaus: *Economics.* 14th ed. New York, 1992.

Samuelson, William; Richard Zeckhauser: *Status Quo Bias in Decision Making.* In: Journal of Risk and Uncertainty; 1 (1988) S. 7 - 59.

Sattler, Christiane: *Public Policy and Private Forces: Das Gesundheitssystem der USA in den 1990ern.* Diss. Univ. Hannover, 1999. URL: http://edok01.tib.uni-hannover.de/edoks/e002/308228219l.pdf 010302.

Sauerland, Dirk: *Gesundheitspolitik durch staatlich gesetzte Fehlanreize?: Vorläufige Fassung.* Münster, 1999.

Schmidt, Manfred G.: *Warum die Gesundheitsausgaben steigen: Befunde des Vergleichs demokratisch verfaßter Länder.* In: Politische Vierteljahresschrift; 40 (1999) S. 229 - 245.

Schmidt, Silvia: *Berliner Praxisnetz ein Erfolg: Mediziner sparen 933.000 DM.* In: Berliner Kurier vom 10. 11. 1999.

Schmitz, Christian: *Gesundheitsfördernde Krankenkassenpolitik: Theoretische Analyse und empirische Untersuchungen zu Möglichkeiten und Hindernissen der Integration der Gesundheitsförderung in den Handlungsbereich der gesetzlichen Krankenversicherung.* Diss. Univ. Gießen, 1999. URL: http://bibd.uni-giessen.de/ghtm/1999/uni/d990003.htm 010311.

Schulenburg, Johannes-Matthias et alt.: *Praktisches Lexikon der Gesundheitsökonomie.* St. Augustin, 1998.

—— *Solidaritätsprinzip und Verteilungsgerechtigkeit: Probleme einer wettbewerbsorientierten Reform der Gesetzlichen Krankenversicherung.* In: Hauser/Schulenburg S. 195 - 248.

Schulte-Sasse, Hermann: *Praxisnetze als Regelversorgung.* In: KBV: Symposium Praxisnetze S. 7 - 14.

Schumpeter, Joseph Alois: *Kapitalismus, Sozialismus und Demokratie* [1945]. Tübingen, 1987.

Schwarz, F. W.; R. Busse: *Fünf Mythen zur Effizienzsteigerung im Gesundheitswesen: Zur aktuellen gesundheitspolitischen Diskussion in Deutschland.* In: Jahrbuch für kritische Medizin; Bd. 23. Hamburg, 1994, S. 149 - 170.

Schweiz /Eidgenössisches Justiz- und Polizeidepartement: Bericht zum Entwurf der Teilrevision des Asylgesetzes, Juni 2001. [ad Art. 82 a Abs. 1]. URL: http://www.bff.admin.ch/Daten/Aktuelles/Juengste_Entwicklungen/Gesetzes-revision/Teilrevision_des_Asylgesetzes_d.pdf 010710.

Schwoerer, Peter; Gerhard Dieter; Elisabeth Hauenstein: *Mit "vernetzten Praxen" zu mehr Effizienz: Ambulante und stationäre Versorgung.* In: Deutsches Ärzteblatt; 92 (1995) S. A-1828 - A-1350.

Seitz, Robert; Eleni Jelastopulu; Hans-Helmut König: *Einschätzung von Managed Care aus der Sicht der Politik und Rechtsprechung.* In: Arnold/Lauterbach/Preuß S. S. 343 - 354.

Smith, Adam: *Der Wohlstand der Nationen* [1789]. 5. Aufl. München, 1990.

Sommer, Jürg H.: *Health Maintenance Organizations: Erwartungen und Erfahrungen in den USA.* Zürich, 1992.

—— *Managed Care in der Schweiz: Vorbild für Deutschland?* In: Arnold/Lauterbach/Preuß S. 221 - 228.

—— *Neue Versicherungsformen im schweizerischen Krankenversicherungssystem.* In: Hauser/Schulenburg S. 371 - 404.

Sozialgesetzbuch. 26. Aufl. München, 2000.

SPD: *"Arbeit, Innovation und Gerechtigkeit": SPD-Programm für die Bundestagswahl 1998; Beschluß des außerordentlichen Parteitages der SPD am 17. April 1998 in Leipzig.*

Stalfort, Gisbert: *Der Schutz von Unfallopfern durch die Sozialversicherung in Deutschland und in den Niederlanden.* Diss. Univ. Osnabrück, 1993.

Statistisches Bundesamt: *Neunte Bevölkerungsvorausberechnung.* Wiesbaden, 2000.

—— *Statistisches Jahrbuch 2000.* Stuttgart, 2000.

Steffen, Johannes: *Rechengrößen der Sozialversicherung und sonstige Werte 2001.* Bremen, 2001 [recte: 2000].

Stüwe, Heinz: *AOK gegen Grund- und Wahlleistungen: Schlechte Absicherung des Krankheitsrisikos.* In: FAZ vom 17. 6. 2000, S. 14.

—— *Die Freiheit, die nicht sein soll: Das Gesundheitswesen und Europa.* In: FAZ vom 23. 6. 1998, S. 17.

Szathmary, Balazs: *Neue Versorgungskonzepte im deutschen Gesundheitswesen: Disease und Case Management.* Neuwied, 1999.

Szecsenyi, Joachim et alt. (Hrsgg.): *Ein Praxisnetz erfolgreich gestalten: Erfahrungen und Ergebnisse aus zwei Jahren "Ärztliche Qualitätsgemeinschaft Ried".* Göttingen, 1999.

Thiemeyer, Theo: *Selbstverwaltung im Gesundheitsbereich.* In: Winterstein, S. 63 - 97.

Toepffer, Johannes: *Krankenversicherung im Spannungsfeld von Macht und Staat: Das Beispiel der USA und seine Implikationen für Funktion und Gestaltung eines marktwirtschaftlich orientierten Krankenversicherungssystems.* Bayreuth, 1997. (Zugl. Diss Univ. Erlangen, 1996).

Töns, Hans: *Hundert Jahre Gesetzliche Krankenversicherung im Blick der Ortskrankenkassen.* Bonn, 1983.

Verband der Angestellten-Krankenkassen e. V.; Arbeiter-Ersatzkassen-Verband e. V. (Hrsgg.): *Ausgewählte Basisdaten des Gesundheitswesens.* 9. Aufl. Siegburg, 2001.

Verband forschender Arzneimittelhersteller: *Wörterbuch der Gesundheitspolitik.* Bonn, 1999.

Vertrag über das Praxisnetz Berliner Ärzte und Betriebskrankenkassen/Techniker Krankenkasse: Zwischen dem BKK Landesverband Ost und der Techniker Krankenkasse und der Kassenärztlichen Vereinigung Berlin; Im Rahmen eines Modellvorhabens nach § 63 Abs. 1 SGB V vom 01. 01. 1998 mit den Änderungen vom 31. 10. 1997. URL: http://www.kvberlin.de/Homepage/aufgaben/vertrag/vnetz.html 010728.

Weber, Max: *Die "Objektivität" sozialwissenschaftlicher und sozialpolitischer Erkenntnis [1904].* In: Gesammelte Aufsätze zur Wissenschaftslehre. Tübingen, 1922, S. 146 - 214. Zitiert aus: Max Weber im Kontext: Gesammelte Schriften, Aufsätze und Vorträge; Elektronisch neu erfasst und durchgesehen unter anderem auf der Textgrundlage der Gesammelten Aufsätze 1920ff. [...]. Berlin, 1999. [CD-ROM].

Wiesenthal, Helmut: *Rational Choice: Ein Überblick über Grundlinien, Theoriefelder und neuere Themenakquisition eines sozialwissenschaftlichen Paradigmas.* In: Zeitschrift für Soziologie; 16 (1987) S. 434 - 448.

Wigge, Peter: *Rechtliche Rahmenbedingungen bei neuen Versorgungsformen.* In: Münsterische Sozialrechtstagung S. 67 - 90.

Winter, Thomas von: *Sozialpolitische Interessen: Konstituierung, politische Repräsentation und Beteiligung an Entscheidungsprozessen.* Baden-Baden, 1997. (Zugl. Habil.-Schr. Univ. Marburg, 1995).

Winterstein, Helmut (Hrsg.): *Selbstverwaltung als Ordnungspolitisches Problem des Sozialstaates; 2.* Berlin, 1984.

Wöhe, Günter: *Einführung in die Allgemeine Betriebswirtschaftslehre.* 17. Aufl. München, 1990.

Zaborowski, Christoph: *Gründe und Folgen der Zahlungsunfähigkeit und Überschuldung privater Hauhalte in der Schweiz: Ein wirtschaftstheoretischer Ansatz.* Diss. Univ. Zürich 1999. URL: http://www.soi.unizh.ch/research/publications/zaborowski.pdf 010630.

Zweifel, P.: *Ein ökonomisches Modell des Arztverhaltens.* Berlin, 1982.

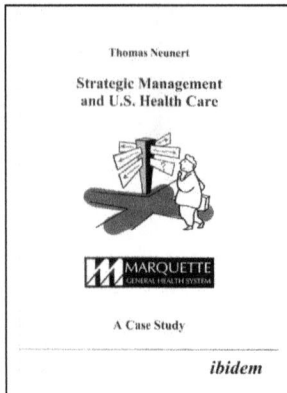

Thomas Neunert

Strategic Management and U.S. Health Care

A Case Study

ISBN 3-89821-187-8

S.210, Paperback, € 34,80

Available at every bookstore or directly from

ibidem

Are you searching for information on U.S. history of healthcare, hospital administration, organizational behavior and marketing? Are you interested in interdisciplinary studies in public policy, psychology and management? Are you a public administrator or you have another position in health care institutions? Are you a student of health care administration? Are you simply interested in the subject? You want to have the above continuum of topics covered in only one book?

This book introduces the relevant theories and provides you with a deep insight into the history of healthcare and today's practice of nonprofit hospital management in the U.S. The main subject is the strategic management process of Marquette General Health System Inc. in Michigan/USA during the 1990s. It is about the conversion from a regular general hospital into a regional and integrative health system. Included is the view of admininistrators and others on this issue and what they think about the tense relation of margin and mission, health legislation and practice etc. in U.S. hospital care.
Learning aspects with regard to non-profit hospitals in Germany complete this case study.

Thomas Neunert, M.A., studied political science and social psychology. His research focusses on health care policy in Germany and the United States as well as on organizational psychology.

ibidem-Verlag • Melchiorstr. 15 • 70439 Stuttgart • Tel.: 01803-*ibidem* (01803-424336) • Fax: 0711/8001889
ibidem@ibidem-verlag.de

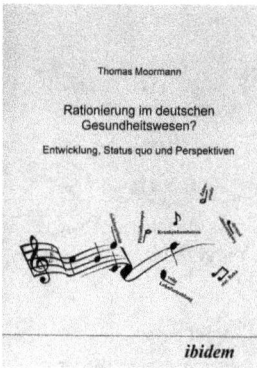

Thomas Moormann

Rationierung im deutschen Gesundheitswesen?

Entwicklung, Status quo und Perspektiven

ISBN 3-932602-47-1
236 S., 28 Abb., 10 Tab., Paperback € 34,80

Erhältlich in jeder Buchhandlung oder direkt bei
ibidem

Der Erfolg einer Gesundheitspolitik muß sich daran messen lassen, ob es gelingt, Gesundheitszustand und Lebensqualität der Bevölkerung, insbesondere der sozial und gesundheitlich benachteiligten Bevölkerungsgruppen, zu erhöhen und eine möglichst große Chancengleichheit bei der Inanspruchnahme von Leistungen des Versorgungssystems zu gewährleisten. Allerdings ließen die gesundheitspolitischen Entscheidungen in Deutschland besonders in den 90er Jahren eine Bedarfsorientierung wie strukturelle Reformen vermissen, ihre absehbaren sozialen und ethischen Implikationen fanden kaum Berücksichtigung. U.a. das Gesundheitsstrukturgesetz, das Beitragsentlastungsgesetz und die Neuordnungsgesetze orientierten sich primär an ökonomischen Größen, die gesundheitspolitische (Reform-) Diskussion war und ist geprägt von Schlagwörtern wie Kostendämpfung, Lohnnebenkosten oder Eigenverantwortung.

Dieses Buch soll ein Stück dazu beitragen, dieses Ungleichgewicht zu beseitigen, zumindest aber es zu proklamieren. Entsprechend richtet sich diese Veröffentlichung an Gesundheitspolitiker und Gesundheitssystemgestalter, an alle Personen, die an Entscheidungsprozessen im Gesundheitswesen direkt oder indirekt beteiligt sind oder gerne beteiligt wären, an Wissenschaftler wie Praktiker, an Studierende der Gesundheitswissenschaften, der Medizin, der Ökonomie, der Philosophie, der Sozialberufe und anderer Fachbereiche sowie an alle, die das Solidaritätsprinzip als wichtige soziale Errungenschaft im deutschen Gesundheitswesen betrachten und es bewahren möchten wie auch an diejenigen, die es leichtfertig aufs Spiel setzen.

Das Buch eignet sich – losgelöst vom spezifischen Kontext – ebenfalls zum Studium der Funktionsweise des deutschen Gesundheitsversorgungssystems einschließlich der Entwicklung der Gesetzlichen Krankenversicherung seit Bismarck. Darüber hinaus erhält der Leser einen umfassenden Einblick in das britische und das niederländische Gesundheitswesen.

ibidem-Verlag • Melchiorstr. 15 • 70439 Stuttgart • Tel.: 01803-*ibidem* (01803-424336) • Fax: 0711/8001889
ibidem@ibidem-verlag.de

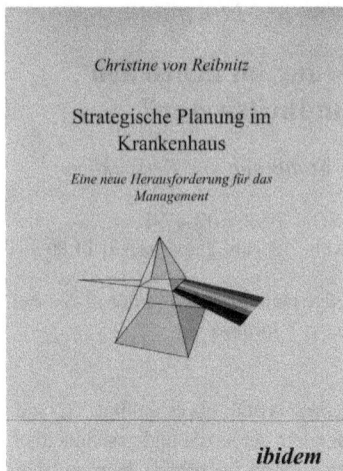

Christine von Reibnitz

Strategische Planung im
Krankenhaus

*Eine neue Herausforderung für das
Management*

Christine von Reibnitz

Strategische Planung im Krankenhaus

*Eine neue Herausforderung für das
Management*

ISBN 3-932602-78-1
172 S., Hardcover, Schutzumschlag, € 34,80

Erhältlich in jeder Buchhandlung oder direkt bei
ibidem

ibidem

Aufgrund veränderter ökonomischer und gesetzlicher Rahmenbedingungen wächst die Notwendigkeit in vielen Krankenhäusern strategische Pläne zu entwickeln und sich im intensivierenden Wettbewerb zu positionieren. Marktanteile gilt es zu sichern und aufzubauen. Die strategische Planung und Neuorientierung bildet eine wesentliche Grundlage für die zukünftige Entwicklung, was eine analytische Bestandsaufnahme voraussetzt. Hierzu muß das Krankenhausmanagement klären, wo die "Kernfähigkeit" des Hauses liegt, wo die Stärken gegenüber anderen Häusern liegen und welches die Erfolgsfaktoren sind. Dabei handelt es sich um Faktoren wie z.B. Bekanntheitsgrad, Leistungspotential, Image und Wirkungskreis des Krankenhauses. Aus dem Vergleich der Ist-Situation eines Krankenhauses mit regional und fachlich konkurrierenden Häusern läßt sich die strategische Grundposition ableiten. Als Folge daraus gilt es, die eigenen Stärken auszubauen und die vorhandenen Schwächen zu reduzieren. Durch geeignete Konzepte zur Strategieentwicklung lassen sich für ein Krankenhaus situationsspezifische Strategien erarbeiten.

Dieses Buch richtet sich an die Verantwortlichen im Krankenhaus, Wissenschaftler sowie Praktiker und Studierende der Gesundheitswissenschaften, der Medizin, der Ökonomie und verwandter Fachbereiche. Es soll das Grundverständnis des strategischen Denkens und Handelns vermitteln sowie Grundlagen der strategischen Planung und der Strategieentwicklung darlegen. Dazu werden verschiedene Konzepte und Instrumentarien vorgestellt und praktische Anwendungsbeispiele aufgezeigt.

Die Autorin:

Dr. Christine von Reibnitz, MPH (Master of Public Health)

Studium der Agrarwissenschaften mit Schwerpunkt Wirtschafts-und Sozialwissenschaften an der Universität Kiel, 1994 Promotion, Studium der Gesundheitswissenschaften an der Universität Bielefeld, mehrjährige Berufstätigkeit im Bereich Marketing und Marktforschung, seit 1996 wissenschaftliche Assistentin an der Fakultät für Gesundheitswissenschaften, Universität Bielefeld mit den Arbeitsschwerpunkten: Marketing, strategisches Management und Organisationsentwicklung in Einrichtungen des Gesundheitswesens.

www.ingramcontent.com/pod-product-compliance
Lightning Source LLC
Chambersburg PA
CBHW061317220326
41599CB00026B/4914